教育部人文社会科学研究一般项目资助《"健康中国"战略下体医复合型人才培养机制与实现路径研究》（课题编号：21YJAZH092）

健康中国战略下体医复合型人才培养实现路径

王勇　著

人民体育出版社

图书在版编目（CIP）数据

健康中国战略下体医复合型人才培养实现路径 /王
勇著. -- 北京：人民体育出版社，2025. -- ISBN 978
-7-5009-6532-9

Ⅰ. R199.2；G883

中国国家版本馆CIP数据核字第20242RL360号

健康中国战略下体医复合型人才培养实现路径

王勇 著

出版发行：人民体育出版社

印　　装：北京中献拓方科技发展有限公司

开　本：710×1000　16开本　　印　张：13　　字　数：241千字

版　次：2025年5月第1版　　印　次：2025年5月第1次印刷

书　号：ISBN 978-7-5009-6532-9

定　价：66.00元

购买本社图书，如遇有缺损页可与发行与市场营销部联系

联系电话：（010）67151482

社　　址：北京市东城区体育馆路8号（100061）

网　　址：www.psphpress.com

前　言

在《"健康中国2030"规划纲要》全面实施的新时代背景下，全民健康已成为民族振兴、国家富强的重要基石。此时此刻，我们比以往任何时候都更应思考：如何以人才培养创新回应时代命题？本书作为教育部人文社科项目的研究成果，凝聚三年潜心探索，力图为这一宏大课题提供一份兼具学术深度与实践价值的答卷。

面对工业化、城镇化与人口老龄化三重叠加的社会变革，我国居民健康面临慢性病高发、医疗资源错配、健康认知滞后等复杂挑战。"健康中国"战略的提出，标志着医疗卫生工作正由"以治病为中心"向"以健康为中心"的范式转变。这一战略亟需建设一支兼具医学素养与体育专长的复合型人才队伍，以贯通预防—治疗—康复的全链条健康服务。

体医复合型人才作为健康中国建设的中坚力量，肩负着三重时代使命：一是作为健康守门人，通过科学运动干预降低慢性病风险；二是作为方案设计师，为不同健康需求人群提供个性化管理方案；三是作为学科跨界者，推动医学与体育科学的深度融合。立足国家战略需求，本书系统设计了体医复合型人才培养的理论体系与实践框架。

全书以"问题导向—理论建构—实践检验—前景展望"为逻辑主线，全面构建体医复合型人才培养的整体体系。首先，梳理"健康中国"战略的发展历程，从"体育救国""体育大国"到"体育强国""健康中国"的演进轨迹，揭示体医融合的时代价值，为人才培养奠定理论基础。随后，深入剖析体医融合由"结合"迈向"融合"的内涵跃迁，直面学科割裂、评价体系缺失、实践平台不足等现实难题。通过实证调研，揭示广大群众对科学健

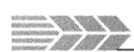

身指导与慢性病运动干预的迫切需求，分析高校培养模式与社会需求的契合度。继而提出"医学治疗为主，运动为辅""运动为主，医学治疗为辅""主动健康"三类人群的培养核心要素，构建"理论模型—知识复合—技能实践—创新评价"的立体化培养路径。最后，探索多维度评价体系的建立，展望全球化、信息化、数字化背景下的人才培养创新方向。

本书的完成，离不开教育部人文社科项目的有力支持，离不开项目组同仁的集体智慧与辛勤付出，亦得益于各位专家学者的悉心指导和诸多医疗机构、体育组织及广大调研参与者的大力协助，谨致以诚挚谢意。

健康中国建设是一项长期而复杂的系统工程，体医复合型人才培养更是其中基础性、战略性的任务。展望未来，愿本书为研究者提供思路启发，为政策制定者提供决策参考，为一线从业者提供实践指导。让我们以人才培养为基石，共同筑牢健康中国的大厦，为实现全民健康美好愿景汇聚力量。谨以此书献给所有为健康中国事业奉献的同道者，愿我们共同见证"主动健康"新时代的到来。

王勇

2024年12月于聊城大学

目　录

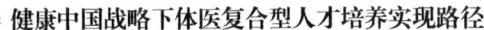

第一章　健康中国战略发展历程、时代意蕴与现实困境

综观我国体育事业百年发展史，体育历经"增强体质""全民健身""奥运争光""健康中国"等多种体育思想的演变与更替。这些体育思想在不同历史时期承担着不同的历史使命，在各自产生的年代中为捍卫祖国尊严、维护中华民族形象做出了重要贡献。当今，中国特色社会主义进入新时代，站在实现第二个百年奋斗目标的时代关口，面对百年未有之大变局，回顾健康中国观形成发展的历史脉络，探索健康中国战略发展现实困境的解决路径，对实现健康中国战略目标、维护全民全生命周期健康具有深远的意义。

第一节　健康中国战略发展历程

一、体育救国

1840年鸦片战争后，中国被迫卷入西方现代化进程，我国传统的农耕文化受到西方工业文明的入侵。面对政治、经济、军事的全面不对等，在一段时间内，国民对自身文化产生了怀疑，这其中也包括对自身身体的怀疑，继而陷入对整个国家认识和评价的整体性认同危机。"东亚病夫"最早名为"东方病夫"，1896年出现在英国人创办的《字林西报》的一篇文章中，作者为英国人。正式成为外国人对中国人的蔑称则始于1936年柏林奥运会。中国惨败而归，当地报刊刊登了一则讥讽中国代表队的漫画，漫画中一群长辫、马褂、身材瘦弱干枯的中国人扛着一颗巨大的鸭蛋，漫画题名"东亚病夫"。

这一充满蔑视的污名，是近代以来所有中国人集体记忆中抹不去的耻辱，也是中国人很长一段时间内无法摘除的帽子。在这个特定的历史时期，中国人

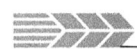

无论在精神上还是在肉体上，都表现出"病态"的一面，这也成为国内有识之士进行自我鞭策的利器。为摆脱这一污名，中国人历经了几代人长期而艰苦卓绝的抗争。保种救国、体育救国思想就是在这个大时代背景下产生的。

1917年4月1日，毛泽东在《新青年》发表文章《体育之研究》。他在文章中强调"体全则知识全"，提出"三育并重""德智皆于体""具身认知"等问题，并指出体育的目的不仅在于"养生"，还在于"救国强民"。文章深刻指出体育对增强国民体质、提倡武风、挽救民族危亡的重要作用，并开始探寻体育救国的道路，对我国体育思想、理论的发展产生了深远的影响，对毛泽东之后提出"发展体育运动，增强人民体质"为主的"新体育"精神，具有重要的先导作用。

恽代英在《青年进步》杂志发表的文章《学校体育之研究》同样对体育思想的形成与发展具有重要的价值，尤其在学校体育改革的构想及办学的目的、意义等理论问题上具有引领作用。他针对中国当时学生体质和学校体育开展现状，指出学校体育所存在的问题，并提出"学生体质和学校体育如果不能改进，则会危及中国未来的前途和民族未来的命运"的著名论断。

陈独秀在《新青年》发表的《青年体育问题》一文中指出："现在青年不讲体育，自然是一大缺点。"并提出应通过体育塑造国民"意志顽狠""善斗不屈""体魄强健""力抗自然"的品性。他认为，体育在历朝历代的教育部一直没有得到重视，虽然在六艺中包含射、御两种传统体育，但从未形成专门的学校教学，以至于"全国人斯文秀弱，奄奄无生气，这也是国民孱弱的一个原因"。因此，他大声疾呼在国难当头之际，国人要学些"武备"，增强民族体质，奋发图强，不仅要"强国保种"，而且要勇于"角胜世界文明之猛兽"，使中国屹立于世界强国之林。

李大钊提出学生需要保持身体和精神的平衡与调剂，尤其是对幼小儿童，游戏教学尤为重要。邓中夏认为革命的劳苦青年需要有体育的权利，以增强体魄，更好地参加革命工作和完成革命任务[1]。萧楚女提出要改造一个社会，首先需要一个强健的改造者，通过锻炼身心，使他们的身体和心力至坚极强，以便成为坚强的革命者[2]。杨贤江主张把从事体育锻炼、强健身体提升到个人为国家和社会应尽义务的高度，重视体育对爱国精神和团体精神的培养，以便个人能够更好地参与到国家救亡和社会改造中去[3]。

早期中国共产党人认为，体育是实现保种救国的有效途径。他们对体育作用、功能、如何开展等基本理论问题进行了系统的探讨，提出了一系列改革措

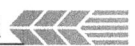

施，形成了体育救国的体育思想。遗憾的是，限于当时的大背景，早期中国共产党人提出的有关体育的一系列理论问题，没能升华到专门的纲领和政策。但他们对体育救国思想的阐释，集中体现了早期中国共产党人体育认识的内涵品性与价值要义，为后期体育强国主题的提出奠定了坚实的历史基础。

二、体育大国

中华人民共和国的成立结束了中国一百多年的屈辱历史，中国人民从此成为国家的主人，全国人民热血澎湃地投入新中国的建设。体育救国的思想完成了它的历史使命，建设新中国、为人民服务的体育使命继而登上新的历史舞台。

受当时国际、国内复杂局势变化的影响，新中国体育事业的发展历经曲折。1958年，由于国际奥委会等国际体育组织内少数顽固分子坚持反华立场，我国被迫中断了与国际奥委会等国际体育组织的联系。“文化大革命”期间，中国体育事业遭到严重破坏。尽管如此，党和国家领导人从未忽视过体育的作用，始终将体育放在重要的位置。1954年1月8日，中共中央批转中央人民政府体育运动委员会党组《关于加强人民体育运动工作的报告》，指出：“体育运动是培养人民勇敢、坚毅、集体主义精神，和向劳动人民进行共产主义教育的重要手段之一。”1952年6月10日，毛泽东主席为中华全国体育总会第二届代表大会题词“发展体育运动、增强人民体质”，朱德副主席题词“普及人民体育运动，为生产和国防服务”。1954年1月16日，贺龙在《1953年体育工作总结报告》中提出，体育“以服务于人民健康、经济建设和国防建设为目的”“体育工作必须为国家的总路线服务”，归根结底就是“体育为人民服务”。1958年9月19日，中共中央批转了国家体委党组《关于体育运动十年规划的报告》，指出“体育运动的根本任务是增强人民体质，为劳动生产和国防建设服务”。1974年8月8日，邓小平在接见我国参加亚运会的运动员代表时讲到，毛主席向来主张，体育方面主要是群众运动。这个时期，体育被赋予“增强人民体质”“体育为人民服务”的历史使命，这对于我国群众体育的蓬勃发展起到了极大的推动作用，为中国成为体育大国奠定了基础。

1979年，我国恢复了在国际奥委会的合法席位，中国体育迎来了大发展机遇。面对之前中国三次参加奥运会一无所获的成绩，全国上下把实现奥运金牌零的突破作为体育工作的首要目标，誓要摆脱“东亚病夫”的污名。为实现这

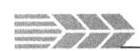

一目标，我国进行了长期的实践和积极的探索，结合实际制定了一系列竞技体育发展战略，逐渐形成了竞技体育举国体制。这些举措为中国实现体育大国提供了政策支持，促使我国竞技体育飞速发展。

1983年，原国际奥委会主席萨马兰奇指出："中国已是一个体育大国，全世界都期望中国将派出一支强大的队伍参加明年奥运会。"这是世界上第一次有人提出中国是"体育大国"的论点，但许多专家、学者对此持保留意见，认为当时的中国并未达到"体育大国"的标准。在1984年的奥运会上，中国实现了奥运金牌零的突破，之后中国的奥运之行屡创佳绩，并在2008年北京奥运会中取得金牌数世界第一的好成绩，中国竞技体育成绩达到一个顶峰。然而，此时部分专家仍然不认可中国是"体育大国"，他们认为后奥运时期的中国只能称得上是"大国体育"，除奥运成绩外，体育人口和体育产业值两个方面未达到"体育大国"的标准。

周爱光认为后奥运时期的中国体育具有超越性、制度性和失衡性三个特征。超越性特征指我国的竞技体育不受经济发展水平制约，为实现奥运争光计划可以集全国之力，不考虑投入产出的经济效益，不计成本只突出考虑政治影响力。制度性特征指我国的竞技体育走的是举国体制，全国一盘棋，从人才选拔、青训、国家队训练到参加各种比赛，是"一条龙"体制，效率高，组织有力，这种体制是任何一个国家都无法比拟的。失衡性特征指我国的竞技体育发展水平与群众体育、学校体育、体育产业等发展水平之间严重失衡，也包括东部地区与西部地区之间体育发展的不平衡[4]。后奥运时期，我国的竞技体育在世界上可以称为强国，但我国的群众体育仍比较落后，有组织、有计划开展的群众体育与发达国家相去甚远，目前，我国还有70%的亚健康人群。学校体育发展更是重灾区，学生体质连年下降，引发社会关注。此外，我国的竞技体育也存在不平衡状况，主要反映在竞技体育金牌分布上。从1984年我国取得第一块金牌，到2008年我国实现金牌数世界第一，再到2021年东京奥运会，中国夺金项目集中分布在射击、跳水、举重、乒乓球、游泳、体操等传统优势项目上，而在田径、篮球、排球、足球等群众基础好、参与人数多、普及性强的竞技项目上，除中国女排长期具有夺金实力外，其他项目夺金乏力。

经过中国人的不懈努力，中国体育已昂首登上世界舞台，成为奥运大家庭的绝对中坚力量。然而，我们也清醒地认识到，与美国等体育大国相比，中国竞技体育的辉煌掩盖不了中国体育整体发展的不平衡，而这种不平衡正是中国走向"体育大国"所必须跨越的一道坎，中国距离"体育大国"还有一段距离。

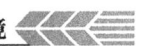

三、体育强国

与"体育大国"同位概念的词汇是"体育强国"。这两者的出现在本质上并没有不同，都是对中国体育强大的美好期待，然而这两者之间也略有差异。

"体育强国"一词的最早记载出自有关苏联与美国体育地位的评价。1964年，《体育参考》杂志刊发的有关东京奥运会比赛分析的译文中提到，"1952年，苏联参加赫尔辛基奥运会后，美国和苏联成为世界两大体育强国"。而"体育大国"一词源自原国际奥委会主席萨马兰奇在1983年对中国体育地位的评价。从时间上看，"体育强国"的出现早于"体育大国"。

从20世纪80年代开始，"体育强国"与"体育大国"两种思想频繁出现在中国体育舞台上，并从各自目标的设定上引领着中国体育事业的发展。虽然在时间上"体育强国"的出现早于"体育大国"，但我国体育对两者的起始目标定位基本相同，都以"唯金牌数量论"为主要意涵，通过竞技体育发展带动中国体育发展，最终实现中国体育的强大[15]。1983年，国家体委向国务院报送的《关于进一步开创体育新局面的请示》中提到，"本世纪末要普及城乡体育运动，运动技术达到世界第一流水平，拥有现代化的体育设施，建设一支又红又专的体育队伍，成为世界体育强国之一"。这是国家体委第一次提出把我国建设成为"世界体育强国"的目标。随着国情、体情的变化和中国体育的不断发展，"体育强国"与"体育大国"在其内涵目标设定上也产生了差异。

21世纪以来，随着人们对体育功能、价值等认识的深入，唯金牌论、竞技体育至上等思想逐渐弱化，提出了"重视金牌又超越金牌"的观点。"体育大国"和"体育强国"的思想内涵目标需要重新定位，二者之间的价值意蕴成为体育界学者讨论的热门话题。

唯金牌论是中国特定历史时期的产物，也是中国体育发展的必经之路。我国夺得首枚奥运金牌后，世界开始重新审视中国体育，中国人民开始在体育上重拾自信。在2008年的北京奥运会上，我国实现金牌数世界第一，金牌奥运达到顶峰，圆满完成了其特定的历史使命。不可否认，金牌奥运极大地增强了中国人民的民族自豪感和凝聚力。而这之后，中国是否还需要继续用金牌证明自己，金牌奥运又该何去何从？对于这两个问题，答案是金牌仍然需要，但应当转变金牌导向，把体育运动当作人民群众日常生活的一部分，着眼于民众身体素质的提升和精神风貌的展现，注重金牌背后的国际体育影响力和社会效益。

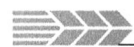

中国体育最终目标是"体育大国"还是"体育强国"？要回答这个问题，首先应当厘清"体育大国"与"体育强国"这两个概念的区别与联系。目前，学者基本赞同"体育大国"与"体育强国"是中国体育发展进程中既有联系又有区别的两个重要阶段。"体育大国"强调"量"，诸如体育项目的推广、普及程度，体育项目参与人群、数量等，主张"普及"，要求均衡性。"体育强国"更强调"质"，注重在普及基础上的提高，通过"提高"带动更广泛的"普及"。"体育强国"内涵的动态演进要求国家体育发展以"符合时代特征的体育发展理念"和"高质量的体育发展成果"为思想基础，以"质优势"为主，兼顾"量优势"，实现综合实力水平的稳步提升。2019年，国务院办公厅印发《体育强国建设纲要》，指出，到2020年，全民族身体素养和健康水平持续提高，竞技体育综合实力进一步增强，体育产业在实现高质量发展上取得新进展。可见，我国的最终体育目标是既要建成"体育大国"，也要实现"体育强国"。

体育强国的提出体现了新时代人民群众对中国体育高质量发展的美好追求。要实现这一目标，需要打好"量"的基础，建成"体育大国"，实现我国体育的均衡发展。我们也应清醒地认识到，我国目前仍缺乏"体育大国"与"体育强国"的完善的评价体系，在建设"体育大国"与"体育强国"的道路上尚在探索前进阶段。

四、健康中国

中华人民共和国成立后，中国共产党始终坚持体育为人民服务、为社会主义现代化建设服务的方针，把大力发展体育运动、促进人民健康放在重要位置，关心关注中国体育事业。

1952年6月10日，毛泽东在中华全国体育总会第二届代表大会上题词"发展体育运动，增强人民体质"，并根据学校学生体质情况先后提出"要各校注意健康第一，学习第二""身体好、学习好、工作好"的要求和口号。1949年10月27日，朱德在中华全国体育总会筹备大会上指出，"现在我们的体育事业，一定要为人民服务，要为国防和国民健康服务"。1954年1月16日，贺龙在《体育工作总结报告》中指出，"体育以服务于人民健康、经济建设和国防建设为目的"。增强人民群众的体质和健康，是中国第一代领导人赋予体育的时代使命，这为我国体育事业的发展明确了方向，奠定了基础。

1974年，邓小平指出"没有广泛的群众体育活动，就没有雄厚的基础，好

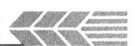

的选手就选不出来。当然，整个国家水平要提高，要在提高指导下普及，这也是不可缺少的，这是对立的统一"，强调群众体育是体育事业发展的基础。邓小平还提出"中国足球要搞上去，要从娃娃和少年抓起"的著名论断，从青训角度指出幼儿体育是竞技体育强大的基础，并多次提出"体育是社会主义精神文明建设的重要方面，要进一步研究，提出方针，制订规则"的要求，强调体育在促进精神文明建设中的重要作用，赋予体育新的功能。

1997年，江泽民为全民健身工作题词"全民健身，利国利民，功在当代，利在千秋"。同年，他在会见全国群众体育先进代表时讲到："体育事业是群众的事业，广泛开展群众参与的体育活动，是我们体育工作的重点。同时要努力发展竞技体育事业，这不仅可以为国争光，还可以为群众体育活动的发展起引导示范作用。"江泽民指出了群众体育与竞技体育发展的辩证统一关系，将全民健身放到了至关重要的位置。这是中国体育事业发展的必然趋势，为我国申奥成功打下了坚实的群众基础。此后中国群众体育与全民健身运动进入新阶段，健康理念初入人心。

2008年我国成功举办奥运会，并取得金牌总数第一的成绩，这标志着我国的竞技体育达到一个顶峰。在北京奥运会结束不久的总结表彰大会上，胡锦涛强调："体育是社会发展和人类文明进步的重要标志，是综合国力和社会文明程度的重要体现。成功举办北京奥运会、残奥会，极大激发了亿万人民的体育热情，极大推动了我国体育事业发展。我们要坚持以增强人民体质、提高全民族身体素质和生活质量为目标，高度重视并充分发挥体育在促进人的全面发展、促进经济社会发展中的重要作用，实现竞技体育和群众体育协调发展，进一步推动我国由体育大国向体育强国迈进。"胡锦涛重新强调了体育在增强人民体质、提高全民族身体素质和生活质量上的重要性，指出竞技体育和群众体育应协调发展的路径，为我国后奥运时期体育事业的发展指明了方向。

后奥运时期，我国体育事业发展逐渐淡化了金牌至上思想，逐步树立了运动促进健康思想，群众体育得到快速发展。淡化金牌至上思想，不是对金牌的彻底抛弃，也不是就此忽视竞技体育在体育事业中的地位，而是更加理性地看待金牌，不再因失掉金牌而对运动员或者竞赛项目全盘否定；是更加关注比赛过程、享受比赛乐趣；是体育事业发展更加科学，与群众体育、学校体育等发展更加协调[19, 28]。近年来，我国竞技体育取得的辉煌成绩也证实了这一点。同时，人民群众将注意力逐渐转移到运动本身，更加重视运动的健身功能，更加重视运动对健康的促进作用。在这种大背景下，我国顺应时代要求，启动了

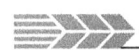

"健康中国2020"战略研究，从此开启了健康中国建设的历程。

2012年，中国发展进入新时代，习近平总书记多次对体育发展做出重要指示，为我国体育高速发展提供了强大动力。2015年1月，习近平总书记会见国际奥协主席、亚奥理事会主席艾哈迈德亲王，指出："体育运动在中国是一项神圣的事业，体育运动在中国的发展也是对人类发展的贡献。中国政府一贯重视发展体育事业，重视奥林匹克运动在社会发展中的重要作用。"2016年8月，习近平总书记会见第31届奥运会中国体育代表团，指出："体育是社会发展和人类进步的重要标志，是综合国力和国家软实力的重要体现。'发展体育运动，增强人民体质'是我国体育工作的根本任务。"他还指出："体育是提高人民身体健康水平的重要手段，也是实现中国梦的重要内容，能为中华民族伟大复兴提供凝心聚气的强大力量。"习近平总书记多次强调"发展体育运动，增强人民体质"，把体育发展为人民服务作为共产党人发展体育事业的初心使命，为新时代体育事业发展指明了方向。

2015年3月，时任国务院总理的李克强在十二届全国人大三次会议上所做的政府工作报告中首次提出健康中国概念，指出："健康是群众的基本需求，我们要不断提高医疗卫生水平，打造健康中国。"2015年10月，党的十八届五中全会明确提出了推进健康中国建设任务。2016年8月19日至20日，全国卫生与健康大会在京召开。习近平总书记在会上强调："没有全民健康，就没有全面小康。要把人民健康放在优先发展的战略地位，以普及健康生活、优化健康服务、完善健康保障、建设健康环境、发展健康产业为重点，加快推进健康中国建设，努力全方位、全周期保障人民健康，为实现'两个一百年'奋斗目标、实现中华民族伟大复兴的中国梦打下坚实健康基础。"2016年10月25日，中共中央、国务院印发了《"健康中国2030"规划纲要》，从普及健康生活、优化健康服务等五大任务出发，对未来15年的健康工作进行了部署。这是国内首个最高规格的健康产业规划，它意味着健康中国战略正式落地实施。2017年10月18日，中国共产党第十九次全国代表大会在北京人民大会堂隆重开幕。习近平总书记在党的十九大报告中指出"人民健康是民族昌盛和国家富强的重要标志"，提出实施"健康中国战略"，要坚持预防为主，倡导健康文明生活方式，预防控制重大疾病。"健康中国"成为国家战略。

2019年1月，习近平总书记会见国际奥委会主席巴赫，指出："全民健身运动的普及和参与国际体育合作的程度，也是一个国家现代化程度的重要标

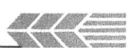

志。"同年9月，习近平总书记会见中国女排代表时指出："实现体育强国目标，要大力弘扬新时代的女排精神，把体育健身同人民健康结合起来，把弘扬中华体育精神同坚定文化自信结合起来，坚持举国体制和市场机制相结合，不忘初心、持之以恒，努力开创新时代我国体育事业新局面。"2019年7月15日，国务院印发《国务院关于实施健康中国行动的意见》。《意见》强调，国家层面成立健康中国行动推进委员会，制定印发《健康中国行动（2019—2030年）》。此后，各省、市先后出台各类健康规划、方针、政策等文件，健康中国战略如火如荼地开展起来。

健康中国战略是中国共产党依据当今社会发展现状及未来建设目标，审时度势制定的新时代体育事业发展战略。目前，全国人民正满怀信心地全身心投入这一伟大战略。

第二节 健康中国战略的时代意蕴

健康中国战略是在全球化大背景下，为顺利实现我国第二个百年奋斗目标，结合中国社会发展现状制定的符合我国国情的重大战略。健康中国战略的制定为新时代中国体育事业发展指明了方向，为全面建成小康社会、实现第二个百年奋斗目标提供了健康保障，为解决现阶段我国的主要矛盾提供了策略，也为构建人类命运共同体贡献了中国力量。健康中国战略的实施具有划时代的意义。

一、为新时代中国体育事业发展指明方向

（一）推动体育强国建设

健康中国战略提出了建设体育强国的目标，要求加强体育事业的整体规划和管理，提高体育事业的质量和效益，推动体育强国建设。体育强国建设的关键是人才培养，健康中国战略鼓励体育人才培养向多元化、复合型方向发展，为体育强国建设提供有力的人才支持。

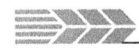

（二）促进全民健身和全民健康深度融合

健康中国战略强调全民健身和全民健康深度融合的重要性，要求将全民健身和全民健康深度融合，提高国民整体健康水平。为了实现这一目标，健康中国战略提出了一系列措施，包括加强全民健身基础设施建设、提高科学健身水平、加强全民健身和全民健康相关政策的制定和实施等。

（三）加强体育事业的整体规划和管理

健康中国战略强调加强体育事业的整体规划和管理的重要性，要求优化体育事业结构，提高体育事业的质量和效益。为了实现这一目标，健康中国战略提出了一系列措施，包括加强体育事业发展的宏观规划和管理、完善体育事业的法律制度和政策体系、提高体育场馆和设施的利用率、促进体育产业的发展等。

（四）推动体医复合型人才培养

健康中国战略重视体医复合型人才培养，要求加强体育医学、运动康复、健康管理等方面的人才培养，提高体育事业的质量和效益[5]。为了实现这一目标，健康中国战略提出了一系列措施，包括加强体育医学、运动康复、健康管理等专业的建设、加强体医复合型人才的培养和引进、推动体育医疗事业的发展等。

综上所述，健康中国战略为新时代中国体育事业发展指明了方向，提出了加强体育事业的整体规划和管理、促进全民健身和全民健康深度融合、加强体医复合型人才培养等具体措施[6-10]。这些措施的实施将有助于推动中国体育事业的健康可持续发展，提高国民体质和健康水平，为实现健康中国的战略目标做出积极贡献。

二、为全面建成小康社会提供健康保障

全面建成小康社会是第一个百年奋斗目标，是中国共产党向人民、向历史作出的庄严承诺。实现这个宏伟目标，标志着我们向全面建成社会主义现代化强国迈出了至关重要的一步。全面建成小康社会，意味着人民生活水平和质量

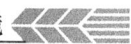

普遍提高，人民思想道德素质、科学文化素质、健康素质也明显提高。

人民健康既是民生发展问题，也是社会政治问题。全面建成小康社会，必然要求提高全民健康水平；只有实现了全民健康的全面小康，才能经受住历史检验。党的十八大以来，中国共产党始终把人民健康放在优先发展的战略地位，以普及健康生活、优化健康服务、完善健康保障、建设健康环境、发展健康产业为重点，颁布《"健康中国2030"规划纲要》，加快推进健康中国建设，努力全方位、全周期保障人民健康，为实现"两个一百年"奋斗目标、实现中华民族伟大复兴的中国梦提供有力支撑。在以往工作的基础上，坚持用中国式办法解决医药卫生体制改革这个世界性难题，在较短时间内建起世界上规模最大的基本医疗保障网，着力解决人民群众看病难、看病贵及基本医疗卫生资源均衡配置等问题。

推进健康中国建设，是全面建成小康社会、基本实现社会主义现代化的重要基础，是全面提升中华民族健康素质、实现人民健康与经济社会协调发展的国家战略，是积极参与全球健康治理、履行2030年可持续发展议程国际承诺的重大举措[11-14]。从党的十八届五中全会作出"推进健康中国建设"重大决策，到十九大部署"实施健康中国战略"，健康中国建设顶层设计、总体战略和实施路径不断明确。党的十八大以来，以习近平同志为核心的党中央以健康中国建设为抓手，全方位、全周期保障人民健康，不断提高人民健康水平，为全面建设社会主义现代化国家作出了新的贡献。

（一）人民健康是社会进步的重要基础

习近平总书记在福建考察时强调："现代化最重要的指标还是人民健康，这是人民幸福生活的基础。把这件事抓牢，人民至上、生命至上应该是全党全社会必须牢牢树立的一个理念。"如何实现社会发展，实现怎样的社会发展，从古至今都是治国理政的大难题。把实现全民健康作为全面建成小康社会的重要指标，深刻表明党和国家高度重视人民健康，始终坚持把保障人民健康放在优先发展的战略地位，真正坚持"人民至上、生命至上"。

（二）人民健康是社会进步的重要保障

全民健康是实现全面建成小康社会的前置条件。对个人而言，健康是个体

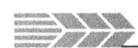

的奋斗基础，是实现美好生活的"地基"，如果没有健康，奋斗和家庭幸福将无从谈起。对国家而言，保障人民健康是经济社会发展的前提，人民健康是党和国家永恒的追求。人民健康，就意味着拥有更强大的综合国力和可持续的发展能力。只有全民健康水平不断提高、医疗卫生与健康服务不断改善的社会，才能充满生机活力、和谐有序，实现高质量发展。在此意义上，保障人民健康就是保护生产力，促进人民健康就是发展生产力。党的十八大以来，以习近平同志为核心的党中央将健康融入各项政策，以体制与机制改革创新为动力，以普及健康生活、优化健康服务、完善健康保障、建设健康环境、发展健康产业为重点，不断优化健康服务供给，解决好人民群众防病治病问题，保障好人民群众基本健康权益。

（三）人民健康是社会进步的重要标志

在"十三五"规划期间，我国居民人均预期寿命从"十二五"期间的76.34岁上升到了77.3岁，继续保持稳步提升趋势，其中主要的健康指标均优于中高收入国家平均水平；超过80%的居民15分钟内就能到达最近的医疗点，健康服务的可及性和公平性提升；7700余家二级以上医院建立了预约诊疗制度；中医药服务实现城乡全覆盖等一系列历史性成就，反映出解决群众就医"急难愁盼"、建设健康中国的不懈努力。当前，我国进入新的历史阶段，加快提高医疗卫生健康供给质量和服务水平，不仅是满足人民美好生活需要的重要要求，也是实现更高质量、更有效率、更加公平、更可持续、更为安全发展的极大助力。

为人民谋幸福，是中国共产党人的初心。确保人民群众生命安全和身体健康，是党治国理政的一项重大任务。健康是人民群众最关心、最直接、最现实的利益，也是人民获得感、幸福感、安全感的重要内容。中国特色社会主义进入新时代，我国社会主要矛盾已经转化为人民日益增长的美好生活需要和不平衡不充分的发展之间的矛盾。人民美好生活需要日益广泛，不仅对物质文化生活提出了更高要求，而且对健康等方面的要求日益提高。在全面建成小康社会的过程中，我们要进一步解决好发展不平衡不充分的问题，补短板、强弱项，更好满足人民群众日益增长的健康需求，更好推动人的全面发展、社会的全面进步。

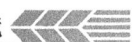

三、为解决现阶段我国社会主要矛盾提供策略

（一）我国社会基本矛盾的转化

确定国家工作重心的前提和依据是要认识我国现阶段的主要矛盾，这事关社会主义的前途和国家的命运。党的十五大报告指出："在社会主义初级阶段，我国在政治、经济、文化和社会生活多方面存在种种矛盾，阶级矛盾由于国际国内因素在一定范围内长期存在，但社会主要矛盾是人们日益增长的物质文化同落后的社会生产之间的矛盾。"然而，随着社会物质文明的飞速发展，我国在物质领域已经不存在普遍的短缺现象，民生领域的矛盾也随之发生改变。比如，优质教育资源的严重不足与人们强烈的获得优质教育的需求之间的矛盾，优质医疗卫生保健资源不足与人们日益增长的医疗卫生和健康保健的需求之间的矛盾，经济适用性住房和廉租房资源的不足与低收入阶层的基本居住需求之间的矛盾等。2017年10月18日，习近平总书记在十九大报告中强调，中国特色社会主义进入新时代，我国社会主要矛盾已经转化为人民日益增长的美好生活需要和不平衡不充分的发展之间的矛盾，相对于人民日益增长的物质文化需要同落后的社会生产之间的矛盾，其基本内涵与矛盾的主要方面都发生了改变，更加强调生产方式的转型升级和发展的质量与效益，更加强调生活方式与生产方式的内在统一，更加注重新时代人民生活的内涵、品质与价值。

（二）物质文明快速发展，精神文明需求加大

21世纪以来，随着我国综合国力的不断提高，人民生活水平也发生了翻天覆地的变化，科学技术和现代文明给人们带来便捷的同时，也给人类的健康带来了新的威胁，尤其在后疫情时代，人们对免疫系统和心肺疾病的认识加深，对健康储备的需求越来越高，提升人民的健康水平成为提高人民幸福指数的有效途径之一。健康与疾病作为对应概念，具有多元的阐释维度；医学与体育作为协同单元，具有互补的价值功能。

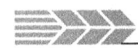

（三）体育与医学融合共同促进人类健康发展

细想体医融合的内在逻辑，最根本问题是对"健康""疾病""医学""体育"的理解及其相互关系的掌握。但"熟知"而非"真知"，在前人研究中指出这些生活中常用常见的名词，往往与健康社会学语境下的概念释义大相径庭。例如，在两者之间，医学服务的重点是对疾病的准确预防及对疾病的精准医治，体育服务的重点是对疾病的整体预防及疾病后的康复调节[15, 16]；医学服务的范围主要在生理和病理方面，体育服务的范围包括生理、心理、精神、社会等多方面的总体健康；医学以攻为主，治疗疾病，体育服务则是以防为上，调节人的健康；医学治疗的措施是借助外力，体育干预的手段是加强自身。两者的侧重点和要点各有不同，却又相互融合，可以相互辅助增进人体器官功能和身心健康。

体医融合是将医学和体育学的理论知识与实践进行有机整合，使之成为健康促进和慢性病防治的新理论体系，推进体育与卫生学术共同体建设。未来研究可深入探讨体医融合学术共同体平台和体医融合研究智库建设，推进形成体医融合"学术共同体"，以增进学术合作、加强学术批评、促进学术创新，为体医融合的学术发展提供强有力的精神支持和组织保障，为体医融合的学术创新提供积极的运行机制和生态环境[17-19]。

四、为构建人类命运共同体贡献中国力量

（一）"健康中国战略"与"人类命运共同体"

2017年，党的十九大报告正式将"健康中国战略"纳入国家发展的基本方略，健康中国建设成为我国国家治理目标的重要内容[38]。《健康中国"2030"规划纲要》提出了"优质高效的整合型医疗卫生服务体系和完善的全民健身公共服务体系全面建立，健康保障体系进一步完善，健康科技创新整体实力位居世界前列，健康服务质量和水平明显提高"的战略思想。健康中国战略在我国发展战略中被提到重要位置。《健康中国"2030"规划纲要》不仅是"健康中国的基本纲要，也是践行健康中国的重要战略部署，同时也是构建人

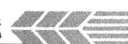

类命运共同体的中国行动"。

2011年，国务院新闻办公室发布的《中国的和平发展》白皮书提出，要以"命运共同体"的新视角，寻求各国合作应对多样化挑战和实现包容性发展的新道路。十八大报告指出，要倡导人类命运共同体意识，增进人类共同利益。2017年10月，在党的十九大报告中，习近平总书记专门提出了"坚持和平发展道路，推动构建人类命运共同体"的要求。从促进全球治理体系变革到推动构建新型国际关系，报告全文六次强调"构建人类命运共同体"的重要意义。构建"人类命运共同体"理念的提出，是中国对全世界人民前途命运的智慧思考，充分显示了中国的大国担当和世界意识，得到国际社会的广泛认可和赞誉。

（二）以"健康中国战略"助力"人类命运共同体"

健康是人类发展过程中共同追求的目标之一，是全世界人民的基本需求。近年来，由于世界各国在发展过程中工业化、城镇化不断加速，对生态环境、生活方式造成了很大的影响，加之人口老龄化加剧，如今无论是中国还是全世界，仍然面临多重疾病威胁并存、多种健康影响的复杂局面。不断迎接健康问题的挑战，促进人类健康生活的可持续发展也是人类社会共同的使命。

2016年10月，《"健康中国2030"规划纲要》出台并实施，为健康中国的实现提供了制度基础和方案保障。在十九大报告中，健康中国以国家战略的高度被着重强调；2018年，政府工作报告再次强调"实施健康中国战略"，体现了我国推动全民健康建设的决心和毅力。健康中国战略正是将全民健康促进与个体疾病治疗相结合，将全人群健康人力资本储备与个体全生命周期健康风险防控相结合，从横向的大人口、大环境，纵向的全生命、全历程的角度，推动中国人民的健康命运向更好的方向发展。事实上，中国政府和医疗卫生工作者在建设健康中国的同时，也一直致力于全球医疗卫生事业的发展和人类整体健康的提高，在国际社会中不断呼吁和倡导区域"大健康"的理念。面对全球健康的复杂形势和共同的问题，无论是谁都不能置身事外，唯有树立起构建"人类命运共同体"的意识，齐心协力，共建共享才能达到统一目标。

在健康中国战略下，体医融合不仅是体育与医疗卫生系统在方法、手段、资源等方面的结合，更是作为一项长期发展的重要健康促进策略，也是社会主义现代化公共健康服务体系建设的重要部分。健康中国战略实施以来，国家层面的体医融合具有鲜明的导向性。近年来，随着健康中国战略、全民健身战略

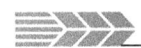

的实施，运动促进健康理念逐步深入人心，体医融合开始在疾病的预防、治疗、康复等环节得到应用。因此，体医融合也是在健康中国战略背景下，构建人类命运共同体的方法之一，是实施健康中国战略的重要举措，也是实现健康中国的基本途径。体医融合的发展程度制约着健康中国的发展，随着社会发展，亚健康、职业病、青年少年健康问题、老龄化等健康问题在现代生活中不断突显，探索深化体医融合发展路径，不断提高人民健康水平成为亟待解决的问题。为了进一步推动体医融合，发挥其在疾病预防、康复、治疗等方面的重要功能，应由被动健康向主动健康转变，由亚健康状态向健康状态转变，助力健康中国战略建设，以健康中国战略为基点，为构建人类命运共同体贡献中国力量和中国方案。

第三节　健康中国战略的现实困境

健康中国战略在实施过程中，面临着许多现实困境，如影响健康因素繁多、大众健康理念薄弱、医疗体系不完善，这些现实困境制约着健康中国战略的顺利实施，因此我们必须深刻理解这些困境产生的根源，以制定相应的策略。

一、影响健康因素繁多

食源性疾病已成为当今世界上突出的卫生问题之一。世界动物保护协会发布的最新报告《低福利工业化养殖对人类健康构成潜在威胁》指出，目前动物养殖以工业化养殖为主，大量低福利肉、加工肉和红肉流入市场。长期食用这种肉类不仅会刺激人们对肉类的过度消费，还会增加患冠心病、结肠癌、糖尿病等疾病的风险。此外，抗生素在畜牧业中的滥用最终会降低抗生素治疗的有效性，导致人类抵抗力下降，并且更容易感染和传播人畜共患的疾病。

快速的工业化发展虽然为人类积累了物质财富，但也给生态环境带来了巨大的破坏。工业化的发展加速了地球环境的恶化，空气污染、水污染、土地污染等最终通过各种渠道进入人的身体。中国河流湖泊的水质正在逐步下降，并导致居民各种疾病的发生率快速增长。相关资料表明，1974至2012年我国恶性肿瘤死亡率增长了近一倍。癌症患者的死亡率也呈现相同的趋势，胃癌、食管癌、肝癌等与消化系统相关的疾病一直是中国农村居民死亡的重要原因。这种

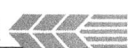

情况主要是由于工业废水的污染，尤其是在工业活动频繁的区域，甚至会出现"癌症村"等现象。此外，即使工厂搬迁，工业遗址仍会污染环境。工业遗址会对周边水源和土地造成严重污染，这主要是由于工业产品生产过程中的废水排放和有害气体泄露，以及产品原材料、废渣等在储存和运输中的散落，导致重金属等污染物进入土地和水源。最终，这些重金属污染物通过皮肤、食物及空气进入人体，从而引发各种健康问题。

高度信息化的社会为人类带来巨大便利的同时，也带来了一系列健康问题。在医疗仪器的发展中，信息技术有着重要地位。它可以提高疾病的治疗效率，更好地挽救人类的生命。然而，信息化高度发达也带来了一系列健康问题。长期过度使用各种移动智能终端可造成视力的损伤，使眼睛出现酸胀、疼痛、干涩等症状，视力还会下降，并出现散光等视力问题。此外，过度使用信息技术还可能导致精神萎靡不振，影响睡眠质量，进而引发各种健康问题。因此，我们需要采取有效的措施来应对这些影响健康的因素。例如，加强对环境的保护，提高人们对健康的认识，加强体育锻炼，等等。只有积极应对，才能更好地保护人们的健康。

随着人口老龄化，各种慢性病高发。人口老龄化是一个全球性的趋势，中国也不例外。国务院第七次人口普查数据显示，2020年65岁以上的人口数量达1.91亿，老龄化程度达13.50%。人口老龄化导致各种慢性疾病高发，然而城乡卫生服务资源和老年人医疗保障能力无法满足需求，这也会使老年人的健康风险随着年龄的增加而逐渐增加，最终造成社会整体健康风险增加。

人类自身的行为和生活方式也会对健康产生负面影响。例如，糖尿病、高血压、高血脂、高血糖、肥胖症、艾滋病、精神性疾病等，都与个人的行为和生活方式密切相关。个人行为与人类健康密切相关，几乎所有的健康风险都与个人行为有关。例如，吸烟、酗酒、吸毒等各种个人行为会导致一系列疾病，严重时甚至会危害人类的生命安全。此外，不良的生活方式也导致了各种慢性非传染性疾病的迅速增加。近年来，我国各种肿瘤性疾病、心血管疾病导致的死亡逐年增加，这些都与个人不良的生活方式密切相关。不合理的饮食搭配、缺乏体育锻炼、滥用抗生素等药物、吸烟酗酒等不良习惯，都会导致个人健康受损。

文化教育因素对人类健康也有着重要的影响。教育因素包括学校和家庭教育。早期的家庭教育和环境是影响个人心理健康的重要因素。研究表明，如果一个人童年时的生活环境单调、枯燥、乏味，其心理发展将会受到阻碍，进而

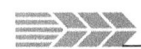

会抑制个人潜能的发展。相反，如果童年时期得到良好的照顾，个体较早地接触外界丰富的刺激，则会拥有较强的适应能力，成年以后能够在同辈人中脱颖而出。另外，父母与孩子的关系、父母的教养习惯及方式、家庭的类型都会对人的心理健康产生影响。父母能够尽早地与孩子建立良好关系，孩子能够充分得到父爱和母爱，能够受到父母的鼓励和支持，这种环境中成长的孩子能够更容易地获得满足感、信任感和安全感，其人格能够良好发展，人际交往和社会适应能力都能得到积极的促进。反之，孩子的心理健康则会朝着消极的方向发展，产生自卑、不能接受现实等一系列心理问题。成年后，孩子在生活中的自卑感、嫉妒心和抑郁感也会增强。这些孩子渴望被人关爱，但同时具有强烈的逆反心理。

总之，影响健康的因素多种多样，需要政府、社会和个人共同努力才能有效应对。在工业化发展方面，政府应加强环境保护的监管力度，鼓励企业采用环保技术，限制污染物的排放，加强对环境污染的治理和处罚力度。同时，应加快推进城市化进程，提高城市化水平，减少农村地区的工业化活动，从源头上减少环境污染。在信息化方面，政府应加强监管，积极引导，防止和减少其对视力和精神健康产生危害。此外，应加强信息化建设，提高医疗仪器和药品的研发水平，以更好地满足人们的健康需求。在人口老龄化方面，政府应加强医疗保健资源的分配和管理，提高老年人医疗保障服务的能力，减轻老年人的健康负担。同时，应加强老年人的健康教育和生活方式指导，提高老年人的健康素养和自我保健能力。政府应加强监管和治理，全社会应共同努力，提高健康素养和自我保健能力，个人应养成良好的生活习惯和行为方式，共同营造健康、安全、环保的生活环境。

二、健康理念薄弱

人民健康是民族昌盛和国家富强的重要标志。党的十九大报告正式提出"实施健康中国战略"。2019年，《国务院关于实施健康中国行动的意见》在总目标中提出到2030年"全民健康素养水平大幅提升"。健康治理理念发生了"以治病为中心向以人民健康为中心"的转变，健康治理模式从事后治理向前瞻性治理演进。作为国民健康素养直接表现的健康意识成为前瞻性推进人口健康治理、全生命周期健康服务体系和健康中国建设的重要议题。

人民群众在新时代期待更美好生活的愿望，主要表现为对教育、健康、安

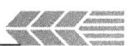

全等方面的更高要求。人民群众美好生活期待中最直接、最现实的问题都与健康相关，如医疗卫生、药品食品安全、空气质量、居住环境。人民对健康充满期待，但健康意识、健康理念和健康生活方式的形成仍然是一大问题。

（一）体医融合观念淡薄

将运动干预纳入医疗体系是体医融合推进的逻辑起点，但在全面融入社区的实践中，医生和民众普遍对体医融合的理念认识不足[30-33]。

首先，医生对运动干预治疗的认识不足。在我国居民传统的健康观念中，医生对患者的用药指导和生活方式改善具有绝对的话语权。但我国大部分临床医生受专业知识固化的影响，缺乏运动干预的基本认知和技能，也没有经过专项训练，因此难以弄清运动干预治疗的确切机制。数据显示，35.6%的医护人员对慢性疾病群体的非医疗干预停留在概念层面，能够为慢性病群体开具运动处方并定出最优诊疗方案的医生仅占9.5%。因此，在目前的体医健康服务中，很多医生仍拘泥于常规的医学诊断与治疗，理念上并未真正实现从"治已病"到"治未病"的转变，在很大程度上影响了慢性病的整体防控效果。

其次，民众对"大健康"理念的认识不足。随着我国进入深度老龄化社会，各种慢性病逐渐显现。但是，老年人"有病吃药打针"的传统观念依然牢固。加之运动改善身体机能见效慢的固有属性，多数慢性病患者并未真正认识到体医融合对心血管疾病、睡眠障碍、神经退行性疾病、哮喘、糖尿病等疾病的预防和控制作用。已有研究发现，社区居民对体医融合的诉求主要集中在"体质监测""运动处方""在专家指导下锻炼"等方面。但由于民众对"大健康"理念认识的不足和"自下而上"诉求表达渠道的不畅，政府、主管部门、社会团体等利益表达主体在提供公共体育服务时，往往会因盲目供给而导致供需错位，使得体医融合供给矛盾在短时间内无法得到解决[37, 43]。

（二）健身运动热情低下

目前，在我国全民健身中，民众的参与热情普遍不高。相关调查显示，82.55%的学生以获取学分为主要参与动机，36.75%的民众属于被动参与健身锻炼，7.25%的民众表现出对健身极大的逆反心理。由于并非出于健身锻炼加强身体健康的客观目的，民众的学习热情和运动意识并不明显，以至于出现了应

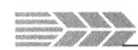

付健身运动的普遍现象。第六次全国大学生体质健康调查显示，近16年我国学生的体质健康水平持续下降。学生参与全民健身的主观能动性不高，这成为影响全民健身质量的主要原因。多数民众缺乏主动意识，工作紧张，回到家后没有足够的时间和体力进行运动与健身，参加专业健身活动的机会也很少[44]。运动的机会少、时间短、运动强度低，身体健康水平与运动能力呈现下降趋势。

自觉主动地参与健身活动首先必须拥有积极的健身意识。当今，我国参与体育锻炼的人口及年龄呈"马鞍"形分布。具体表现为，在参与体育锻炼的人中，19岁以下青少年经常锻炼的比例为41.5%，60岁以上的老年人经常锻炼的比例为33.9%。这两个人群锻炼者居多，而青壮年人群、中年人群参与比例少。同时，我国群众健身存在以下错误意识：老年人保健意识、药补意识、非体育性的娱乐意识、被动的欣赏意识、唯竞技意识。同时，通过全民健康推动全面实现小康，也离不开政府的参与。政府应出台相关政策和进行财力支持，领导干部应以身作则、树立良好的健身意识，以实际行动更好地引领大众参与健身。每个人都是自己健康的第一责任人。

三、体育之促进健康功能发展不足

（一）群众体育

当前，我国群众体育事业发展十分迅速，主要表现在体育人口数量的逐步增长、公共体育设施的不断完善、公共场所的合理开放、家庭健身锻炼支出的逐步增加等，这些都说明我国群众体育事业发展的规模在不断增大，发展的速度在不断增快。群众体育之所以发展这么迅速，越来越重视体育锻炼对健康的作用是最重要的原因。经常参加体能训练能使人体机能得到提高，抗病能力增强，矫正体态，能提高办事效率，增强适应环境的能力，使人心情愉快等。

群众运动虽然给人们带来了健康和快乐，但也存在着这样或那样的问题，例如，盲目、随意选择运动项目，不能准确判断运动疲劳、存在运动损伤等情况，存在着锻炼全面性差、体力消耗大等问题[48]。同时，由于部分群众使用体育设施不当，容易导致运动损伤等问题的发生。因此，如何加强群众体育的科学性、安全性和规范性，成了当前群众体育事业发展中的重要问题。

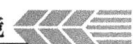

（二）竞技体育

改革开放40年来，我国竞技体育取得了令人瞩目的成就。我们坚持和完善举国体制，以为国争光、提高竞技体育综合实力为主要目标，坚定不移地实施奥运战略，不断探索中国特色竞技体育发展模式。竞技体育管理体制和运行机制不断完善，同时坚持以改革促发展；坚持"人才强体"战略，在选拔培养竞技体育人才、保障运动员等方面不断加大力度；一代代竞技体育人所创造的"女排精神""中国体育精神"为中华民族的崛起提供了强大精神动力。进入新时期，我国竞技体育发展面临着新任务、新使命、新要求、新目标，同时也存在着一些矛盾和问题。这些矛盾和问题与竞技体育的发展现状是不相协调的，主要体现在竞技体育受市场经济冲击严重，体制机制矛盾突出，竞技体育项目结构发展不平衡，后备人才选拔培养方式单一，管理训练科学化水平有待提高，职业体育和职业联赛发展滞后，竞技体育主动融入和促进社会发展能力不强等方面。

中国竞技体育的发展主要是依靠量的增长来推动的，例如，资源投入的增加、比赛场次的增加、训练负荷的增加。但体育科技资源整合力度不够，科、训、医、教一体化的完整链条还没有建立起来，缺乏体育科研的高水平创新；科研成果转化慢、利用率低、实战性差的问题比较突出；体育科研方面高素质专业人才匮乏，分布不均；体育科研经费来源单一，经费短缺，且资金分配不平衡等。

（三）学校体育

改革开放至今，我国素质教育提出已有30多年，在推进素质教育的过程中，我们的学校体育虽然取得了较好的成绩，在一定的时期内学生的体质得到了改善。然而，随着素质教育的不断推进实施，开始出现了一些我们始料未及的现象和问题，学生的体质也开始出现了下降的情况。2000年中国国民体质测试结果显示，从肌力、耐力、柔韧性、肺活量等方面来看，青少年体质已经亮起红灯，体质明显下降，肥胖率与1995年相比上升较多；2005年国家第二次体质检测结果表明，青少年肺活量、耐力、速度、爆发力等进一步下降，学生超重、肥胖率持续上升，视力不良率较高，儿童肺活量、耐力、速度、爆发力等

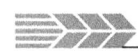

指标也呈下降趋势。在这个严峻的现实问题面前，学校体育工作的任务还很艰巨，问题仍然较多。

学生的体质逐渐走下坡路，与学校的体育课程有必然的联系。体育课没有与学生的兴趣爱好相结合，造成了学生对体育喜爱却又厌恶体育课的尴尬局面。不合理的班级授课制严重阻碍了学生学习的主体性，体育课缺乏对学生意志品质的培养，使学生对大强度的体育运动产生恐惧心理，从而不喜欢上体育课。体育课的被挤占严重影响了学生的锻炼时间，也使学生产生了体育课不重要的错误观念。体育课目的的不确定，使得体育老师在课堂上操作实践混乱。体育课上存在的这些问题，严重影响了学生的运动时间，影响了他们运动的热情和主体性，进而也影响了他们的体质及造成了长期得不到有效运动的现状。所以，学生的体质出现了倒退。

四、医疗体系不健全

医疗保障体系作为社会保障体系的重要组成部分，是保障社会成员健康、保障劳动力资源、促进经济社会发展的重要社会体系。然而，由于历史原因和各方面因素，现阶段我国医疗保障体系不健全。十七大报告中首次明确提出了卫生医疗领域的"四大体系"，即"覆盖城乡居民的公共卫生服务体系、医疗服务体系、医疗保障体系、药品供应保障体系"。医疗卫生问题关乎人民群众的生命安全、身体健康，与国民福利息息相关。中国人口众多，必须建立起足够庞大的医疗体系，以确保医疗体系贯穿全程，惠及全民。在当下我国慢性病基数大、公共卫生形势严峻的背景下，医疗资源不均衡、医疗保障水平不高、基层医疗人才缺乏、卫生信息难以共享等问题仍然存在。滞后的医疗卫生体系已经成为影响、制约中国社会和谐发展的瓶颈之一[47, 48]。

全球经济技术在持续快速健康发展及进步，但世界老龄化等问题更加严峻，慢性病人群快速增长，急性传染病死亡率逐年增长，这些已经成为重大的全球公共卫生问题。慢性病主要包括心血管疾病（如高血压、冠心病、脑卒中）、糖尿病、慢性阻塞性肺部疾病（如慢性气管炎、肺气肿）、精神异常和精神病等，具有病程长、病因复杂、健康损害和社会危害严重等特点。据统计，自2015年以来，我国的慢性及非传染性重大疾病死亡人数约占死亡总人数的86.6%。医疗体系的不健全不仅影响了慢性病的有效防治，同时还会严重影响老年人的生活质量，增加家庭和社会的经济负担。

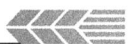

目前，医疗体系的不健全问题已成为社会广泛关注和亟待解决的重要问题。医疗体系的建设仍是医疗卫生领域研究的焦点。在新时代背景下，我国已经逐渐出现了智慧医疗体系、精益医疗体系、多元医疗体系、康复医疗体系、整合型医疗体系、数字化医疗体系等新型医疗体系模式。为着力解决好人民群众急难愁盼问题，建设高质量、高水平的医疗卫生体系（具有全覆盖、保基本、多补充、重救助、管理型、社会化、一体化七个基本特征），推动我国医疗保障体系在现代化建设新征程道路上继续发展，需要充分发挥专家学者和各方面的积极性，凝聚智慧，共同推进我国医疗保障体系的建设和发展。

五、运行机制未建立

全民健身工程是实施《全民健身计划纲要》的重要举措，是我国体育强国战略的重要组成部分。国家体育总局将中国体育彩票公益金的60%用于全民健身，体现了近年来我国对"全民健身与全民健康"事业不断发展的重视。群众利用"全民健身工程"可进行身体锻炼，增进健康，活跃身心，从而减少一些疾病隐患和身体健康问题。同时，也为我国城市社区的精神文明和休闲体育建设增添了新的内容。许多群众由衷地说，政府投资配建全民健身工程，利国利民，是"造福工程"[14]。随着全民健身工程事业的发展，对全民健身与全民健康的开展方式和发展模式也提出了更高的要求。然而，在我国，全民健身事业的发展尚不完善，仍存在一些问题，如缺乏科学指导、资源分配不均、健身设施落后，阻碍了全民健身工程与全民健康事业的发展。

（一）全民健身工程现存问题分析

1. 对全民健身与健康内涵认识不足

健康理念已成为当今世界的主题词。党中央始终把人民健康放在优先发展的战略地位，2014年全民健康上升为国家战略，2016年习近平总书记在全国卫生与健康大会上讲话强调，要推动全民健身和全民健康深度融合。在传统意义上，健康是从生物医学的角度来定义的，即一个人没有任何的临床症状和体征就被认为是健康的。然而，在现代社会中，这一定义显得有些狭隘。世界卫生

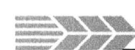

组织在1989年对健康的定义做了进一步补充，指出健康不仅是没有疾病，还包括躯体健康、心理健康、社会适应良好和道德健康。这种观点得到了广泛的认可，并被广泛应用于健康领域的研究和实践中[8]。

在我国的全民健身工程中，对全民健身和全民健康内涵的认识还存在一些局限性，这导致了全民健身工程的推行较为缓慢、适用范围受限、器材数量有限等问题。全民健身和全民健康内涵丰富，需要考虑众多影响因素。在全民健身工程建设方面，研究表明，农村和城镇的设施配备比例存在差距。虽然改革开放以来，我国农村面貌发生了巨大变化，工程建设已经逐渐从城市社区走向农村乡镇，但是受区域特点、经济条件、传统观念等因素影响，实际中存在的问题仍然较多。因此，全民健身工程走进农村将面临巨大的挑战和困难。一方面，政府对全民健身和全民健康关系的认识不足，对全民健身工程的投入和重视程度不够。体育的基本公共服务缺失，政府对全民健身和全民健康内涵没有深入的了解。另一方面，公民对健身与健康关系的认识较为浅薄，健康意识较低。他们忙于个人职业发展，不考虑长期发展，忽视对体育健身的需求，这不利于身体素质的提高[6]。

公民对体育锻炼的兴趣普遍较低，工程建设覆盖面不均衡，政府对工程建设的宣传和重视程度也不够，这导致公民不愿在体育锻炼方面进行过多的消费和投资。目前，我国全民健身与全民健康事业仍处于初步发展阶段，未来必须进一步完善实施方法，以提高全民健康水平和实现体育强国之梦。同时，政府应该加强对工程建设的支持和投入，提高公民对健康运动的认识和参与度，推动全民健身与全民健康深度融合。此外，应该完善监管和服务体系，加强科学健身指导，提高健身路径的使用效率和安全性，使公民在体育锻炼中获得更好的体验和效果。

2. 全民健身工程指导文件不健全

在全民健身工程中，政府对工程建设的宣传和重视程度不够，监管体系和服务体系的建立尚不完善，人才队伍匮乏，科学健身指导缺位，全民健身的基础理论研究和运动促进健康的应用型研究严重不足等问题也浮出水面[6]。此外，全民健身路径供给主体的责任立法不够明确，全民健身服务体系管理体制也有所欠缺，没有建立完善的全民健身服务体系，这使全民健身工程的发展受到限制。赵富学在安多藏区农牧区全民健身路径工程现状调查研究中发现，由于缺乏专业人员指导，群众的器材使用知识和健身知识也非常匮乏，因此大部分群众不能正确

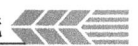

使用健身路径器材，健身路径使用效率低[11]。李相如在对全民健身工程的实施的调查研究中发现，辅导站点缺乏有计划的布局和统一管理，社区体育组织较为薄弱，体育指导员的管理体制不健全，缺乏科学有效的锻炼健身方法[14]。

以上所述表明，目前我国全民健身与全民健康事业领域缺乏相关指导文件，相关制度也较不健全，且没有形成完整的、制度化的实施细节。缺乏规范性、系统化的指导性文件，导致我国体育强国事业的开展效率难以得到有效的保障。政府需要加大对全民健身工程的投入，完善监管和服务体系，提高科学健身指导水平，加强全民健身的基础理论研究和运动促进健康的应用型研究，推动全民健身与全民健康深度融合。同时，公民也需要加强对健身知识的学习，提高健身素养，增强对健康生活方式的认识和掌握。

3. 全民健身基础设施不完善

长期以来，由于发展阶段和传统理念的限制，我们将全民健身工作简单地定义为发展竞技体育和培养后备人才，过分强调了全民健身的强身健体功能，同时将全民健身局限于体育系统内认识，导致了思维方式和工作方法的封闭性和局限性。此外，由于理论研究、设计、实施和宣传力度不够，全民健身的社会功能和多元化价值被淡化。全面健身活动仍然停留在启动和展示层面，群众身边的健身组织和场地设施无法满足群众需求[7]。在全民健身事业中，社会公共体育健身基础设施的要求更高，同时也给政府带来了更大的压力。政府是全民健身工作的引导者和组织者，对全民健身工作的重视程度将对全面健身工程的发展产生重要的影响。

从当前实际情况来看，政府对全民健身工程缺乏深入的了解，相关职能不够完善，这导致全民健身工程的发展和基础设施的整体质量难以提升。因此，为了维护和管理基础设施建设工作，并获得有效的发展，我们需要有效监测和评估实施情况，同时持续改进实施方法和手段。在全民健身工程实施过程中，需要关注全民健身基础设施的完善情况和实施方法的合理性。

（二）全民健身工程问题解决措施

1. 提高认识并积极开展宣传工作

针对我国全民健身与全民健康事业发展时间相对较短、存在认识不足的

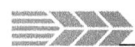

问题，我们需要积极普及全民健身理念，加强社会各方对全民健身重要性的认识，避免因社会大众对全民健身的认识不足而导致体育强国战略发展受到阻碍。为了形成宣传全民健身的各项工程，我们可以实施面向政府的健康文化推广工程，积极开展基础设施建设工作和引导性工作，使大众对于体育健身了解得更加充分，提高健康生活理念的普及率；同时，实施面向公民的健康观念引领工程，通过各种媒介和途径进行多层次、多角度的宣传，提升全民健康素养，调动广大人民群众及社会组织的积极性，使他们投入到追求全民健康的行动中来[8]。此外，我们需要增强形成全民健身与全民健康意识的紧迫感和责任感，建立积极健康的全民健身与全民健康意识，这有助于我们更好地推进全民健身与全民健康事业的发展，并为实现全民健康目标做出更大贡献。

2. 健全指导性文件

建立规范的指导性文件是全民健身活动的基本保障，因此要健全全民健身指导性文件，扩大覆盖面，形成服务机制。进一步制定和完善全民健身工程的配建、使用、管理、建后服务等方面的政策法规和指导性文件。首先，我们需要加强对大众体育健身方法的创新，从而能够有效地调动大众的参与热情。其次，在相关制度文件的制定过程中，应该开展社会群众意见和建议的搜集等一系列活动，提高社会群众在全民健身事业中的参与力度。在全面健身指导性文件的实施过程中，政府应该关注社会群众的需求，尽可能满足所有人群的需求，以确保指导性文件实施效果的提升。再次，我们需要扩大社会体育指导员队伍建设和科学健身方法普及，为参与锻炼的公民进行指导，引导公民科学健身、安全健身[10]。由于缺乏规范的指导文件，导致体育健身事业发展所涉及的各个环节衔接不畅，这也是全民体育健身理念普及的瓶颈所在。因此，我们需要形成一个完整的、制度化的指导文件，指导文件的制定一定要符合全民健身工程目标，并要结合发展实际需求。

3. 完善全民健身基础设施条件

在全民健身工程发展中，创新方式方法、加强与社会群众的互动和沟通、积极开展全民健身基础设施建设工作是非常重要的。同时，在基层鼓励探索以全民健身形式为主的健康促进服务建设，引导大众从"依赖性健康"向"主动性健康"转变，这是非常关键的。在不同阶段，需要采取不同的、恰当的策略和手段，充分了解大众对于全民健身与全民健康事业的认识，开展广泛的调研

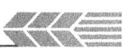

工作，从发展实践和经验入手，不断优化发展方法。随着体育强国工程的实施，健身基础设施条件的优化方面取得了显著的进步。可以广泛吸取其他地区的成功经验，并在原有体育事业发展模式和流程基础上，根据实际需求和资源特征，有针对性地调整和增加大众喜闻乐见的体育运动场地和设施，设计多层次的实施方法，确保各方面条件与社会大众的体育锻炼需求相符合。此外，通过简政放权、创新体制机制，积极吸引社会资本参与全民健身服务体系建设，提高全民健身体系的服务能力，满足居民多样化、多层次的体育健身需求，提高社会群众对全民健身目标的认可度和参与兴趣。

第二章 体医融合的发展与内涵演变

医学之父希波克拉底说："阳光、空气、水和运动，是生命和健康的源泉。"随着现代健康观念、体育意识及医学模式的转变，医学已不再是单一的临床治疗学科，而是逐步延展为健康医学、预防医学和康复医学。我们也意识到了运动不足对健康带来的严重问题，特别是在物质生活条件便利化、科学化和智能化的影响下，这一问题显得尤为突出。而在"大健康"理念的引领下，体育已经迈向满足大众健康需求的方向，不仅能促进心理、情感和意志的培养，也有益于某些疾病的康复。我们强调运动对健康有积极的作用，是最积极、最有效的健康促进方式。医学与体育在医学诊断、康复治疗、运动监督、运动处方等领域相互配合、相互补充，体现出健康促进的新趋势与新理念，并以增强体质、预防疾病、维护健康为目标。由此可见，体育应当肩负起守护国人健康的时代责任，与医学协同促进人类健康。体育具有非医疗手段的经济便捷性，医疗手段能为体育提供医务监督及科学化指南。因此，我们致力于研究体医融合的发展与内涵演变，以期推动健康促进模式的转变，实现更广泛的社会健康效益[96]。

第一节 体医分裂到体医结合

一、健康概念与演变

西方医学和中国传统中医经历了很长时间的发展，二者最终的目的都是为了满足全人类共同的美好愿望及促进人类的身体健康。但由于历史、政治、社会发展等其他原因，中西方对"健康"的看法和认识有着极大的不同。罗伊·波特教授的《剑桥医学史》对古希腊医学有一个简单描述："它是一种整

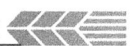

体医学，强调心与身、人体与自然的相互联系；它非常重视保持健康，认为健康主要取决于生活方式、心理和情绪状态、环境、饮食、锻炼、心态平和及意志力等因素的影响。"[169]古希腊的医学概念作为一个较为完整的医学理念，在经历了西方科学技术的发展和细胞学、解剖学、生理学等多种学科的发展之后，使西方医学进入了一种不断探索人体形态、结构和机能的道路，更加注重微观方面。如今，随着现代医学的逐渐发展，西方医学也逐渐认识到，人与自然、社会应当作为一个整体来研究。

世界卫生组织（WHO）在1946年的宪章中将"健康"定义为"不仅为疾病或羸弱之消除，而是躯体、精神与社会和谐融合的完美状态"。1986年，国际健康促进大会制定了《渥太华宪章》，其中对"健康"又进行了更加明确的解释。《渥太华宪章》认为，健康是每天生活的资源，并非生活的目标。健康是一种积极的概念，强调社会和个人的资源及个人躯体的能力。良好的健康是社会、经济和个人发展的主要资源，是生活质量的一个重要方面。1989年，世界卫生组织又在健康原有意义的基础之上，加入道德健康，即"健康"应包括身体健康、心理健康、社会适应良好和道德健康。1999年，世界卫生组织又提出了道德健康观。

由此看出，随着对健康研究的深入，西方医学的认知也更加深入，对健康的定义已经从生理健康和心理健康扩大到社会环境的健康，健康的维度扩展至生理、心理、道德和社会四个方面。如今，社会经济飞速发展，人们的经济能力和生活水平不断提高，对健康越来越重视，但环境污染等问题影响着每一个人。因此，生态健康作为第五个维度，已经被纳入健康的概念。

对于中国传统医学而言，在经历了近千年的发展以后，已经形成了较为完备的健康观，中医一直在为我国人民的健康保驾护航，而且很多经典文献记录了中国古代先贤对健康的理解。

二、传统健康观

（一）形神合一的健康观

中医健康指标包括神、色、形、态、声、味、胃气等多个方面，其中有神指的就是精气充足，神志清楚，两目精彩，动作自如。而有形指的则是行气有

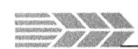

余，健康的人应骨骼粗大、胸廓宽厚、肌肉充实等[171]。

"形神合一"的理论最早出自《黄帝内经》，中医认为，形神统一即是人体，人体的正常生命活动均是形神统一的结果。这是人能够存在且健康生活的基本特征之一。从生命的起源来看，应是形俱神生，即先有生命，后有心理活动，而神是形的主宰，形是神的物质基础，两者既对立又统一。只有人的身体与人的精神很好地结合在一起，才能促进健康，实现完整意义上的形神统一[174]。

（二）阴阳自和的健康观

"阴平阳秘"则是健康。《道德经》中"道生一，一生二，二生三，三生万物"，其中"一"为气，即宇宙万物的本始；阴阳由气化而来，即为"二"。《素问》中言："积阳为天，积阴为地。"阴阳二气是天地万物与人产生及存在的本原和基本属性，人以脏腑为中心，气血为基础，形神为主导，三者均有相应的阴阳属性，所谓"阳化气，阴成形"。阴阳变化保持动态平衡，即为阴阳调和，达到人体健康状态[172]。中医理论认为，人体是一个处于动态平衡的有机的整体，表现在阴阳方面是互根互化、消长平衡，表现在脏腑之间是相生相克、相互制约。中医就是用中庸之道调理人的健康的医学。中庸就是不偏不倚，就是把人调整到最平衡、最稳定的状态。病，起于失衡；病，好于平衡。保持人体整体的阴阳平衡，人就不易生病；恢复人的整体阴阳平衡，病是可以逐渐治愈。

（三）天人合一的健康观

中国文化重视人与自然的对立统一，既把人看作最为天下贵者，更主张人与自然的和谐统一；既认为人具有主观能动性，能认识自然、改造自然，更主张人不能违背自然规律而妄为，应该天人协调、天人相应，寻求与自然的和谐。"天人合一"探讨的是人与自然的关系。中医学认为人有自身的生命活动规律，与自然具有相通相应的关系。如《灵枢·岁露》中认为："人与天地相参也，与日月相应也。"（以下所引《灵枢》原文皆出自北京人民卫生出版社1956版《灵枢经》）人昼夜的阴阳变化与自然是相应的，《素问·金匮真言论》所云："平旦至日中，天之阳，阳中之阳也；日中至黄昏，天之阳，阳中之阴也；合夜至鸡鸣，天之阴，阴中之阴也；鸡鸣至平旦，天之阴，阴中之阳

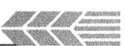

也。故人亦应之。"（以下所引《素问》原文皆出自北京人民卫生出版社1963版《黄帝内经素问》）人生理的变化与四季的变化也相对应，正所谓"春生、夏长、秋收、冬藏"。四季之气过盛亦能影响人体，即《素问·金匮真言论》所论述的"东风生于春，病在肝……南风生于夏，病在心……西风生于秋，病在肺……北风生于冬，病在肾……中央为土，病在脾"。可见，不论是日月运行、地理环境，还是四时气候、昼夜晨昏，各种变化都会对人的生理、病理产生影响。

三、当代健康观

（一）中国健康观念

中国健康观念源远流长，深受中华文明和传统医学理念的影响。在中国社会，健康观念不仅体现了对个体身体健康的关注，更融入了对天人合一、生活方式和自然环境的整体把握。这种观念贯穿了中华民族几千年的历史，对于个人、家庭和社会的健康有着深远的影响。

在中国传统文化中，强调"天人合一"的理念，认为身体与自然环境、宇宙之间存在着密切关系，健康需要保持内外平衡，与自然和谐共处。这种理念也在中医养生学说中得到了具体体现，包括调节饮食、保持适当的锻炼、调理情志等。同时，中国人还重视预防，注重平衡的饮食、规律的作息和适当的运动，这些也被视为维持健康的重要手段。中国的健康观念还包含了对精神、心理健康的关注。在传统观念中，心理健康与身体健康一样重要，强调内心平和、积极向上的情绪状态，同时注重心灵修养和情感调理。这种关注也在中国传统的养生保健方法中得到了充分体现。例如，太极、气功等传统功法，不仅注重身体的柔韧性和力量，也注重心灵的宁静和情绪的平衡。

在当代社会，随着生活方式的变化和医学科技的进步，中国的健康观念也在发生转变。人们更加重视科学健康观念，注重现代医疗手段对健康的重要性，同时也重视饮食和生活习惯对健康的影响。此外，中国健康观念强调注重身体健康的同时，更加关注心理健康，推崇工作与生活的平衡，提倡积极健康的生活态度。中国的健康观念融合了传统文化中的自然观念和中医养生理念，同时也顺应着现代社会的变革和科技进步。它既包含了对身体健康的重视，也

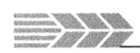

包括了对心理、情感和社会环境的关注，反映了人们对平衡、和谐生活的追求，体现了中国人对健康的综合理解和追求。

人们对健康的关注由来已久，且对健康概念含义的理解是不断变化的。随着人的成长和社会的进步，人的健康观念不断成熟和进步。从总体和历史的角度看，健康观念的演进大致经历了从生理到心理再到精神的过程。

（二）国外健康观念

在西方，健康一词最早出现于公元前1000年左右，意义为强壮、智慧、有男子气概。西方健康理念伴随着西方哲学发展而来，而后者产生于科技发展进步的资本主义时代，因此其健康理念也受到科学技术的影响，更强调实验的重要性。西方健康理念与中国传统健康理念不同的是，前者以化学实验为主，后者则以医生的素质和经验为依据。西方人信仰基督教，在基督的教义中死亡是一件不可避免的事情，他们更注重自己精神的世界，更享受当下。

西方的体育养生继承了他们的文化传统，对于健康他们有明确、科学的标准，比如，心跳指数、肺活量、神经反射的速度、肌肉的丰满度。只有达到相应的指标，才算是健康的，而且分值越高，证明越健康。对西方人来说，养生就是饮食营养与运动锻炼，西方的锻炼强调"更快、更高、更远"，使身体处于强健状态，不追求呼吸和意念的配合。

（三）世界卫生组织（WHO）健康观念

世界卫生组织在《迎接21世纪的挑战》报告中指出："21世纪的医学，不应继续以疾病为主要研究对象，而应以人类健康作为医学研究的主要方向。"世界卫生组织从身体健康、心理健康、社会适应健康和道德健康四个方面定义了健康，健康医学已成为21世纪的主流医学。世界卫生组织定义的健康不仅指没有疾病和身体缺陷，还要有完整的生理、心理状态和良好的社会适应能力。人们的健康是一种身心充实、适应性强的状态，而不仅仅是没有疾病或非虚弱状态。这就是人们所说的身体和精神健康，一个人只有在身体健康、精神健康、能良好适应社会和道德健康的情况下才是完全健康的。

世界卫生组织提出人体健康十大标准：有足够充沛的精力，能从容不迫地应付日常生活和工作的压力而不感到过分紧张；处事乐观，态度积极，乐于承担责

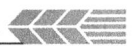

任，事无巨细，不挑剔；善于休息，睡眠良好；应变能力强，能适应环境的各种变化；能够抵抗一般性感冒和和传染病；体重得当，身体匀称，站立时头、臂、臀位置协调；眼睛明亮，反应敏锐；牙齿清洁，无空洞，无痛感，齿龈颜色正常，无出血现象；头发有光泽，无头屑；肌肉、皮肤富有弹性，走路感觉轻松。

四、人类健康对体医结合的需求

随着健康观念的发展，人们越来越意识到健康不仅仅是没有疾病，还是身体、心理及社会福祉的完美状态。在这一健康观的指导下，体医结合的需求应运而生，它强调的是一个全面、整体的健康管理方式，满足现代人对健康多层次需求的变化，为提升生命质量、维护心理社会健康及应对慢性病和老龄化社会所带来的挑战提供有效的解决方案。

（一）人类新健康观念需要

现代社会的快速变化给人类带来了前所未有的健康挑战，包括环境污染、人口老龄化及全球化中的传染病问题，以及随着生活方式的变化，如久坐、高压工作环境和不均衡的饮食习惯，慢性病如心血管疾病、糖尿病等发病率显著升高。这些问题要求我们超越传统的疾病治疗模式，转向预防为主、个性化和整体健康管理。新的健康观念应该强调身体、心理、社会和环境健康的整合，推崇健康生活方式，强化健康教育，利用科技促进个性化医疗，鼓励跨学科合作，以及倡导公平可持续的医疗保健系统。这样的全面健康观念不仅有助于提高个人的生活质量，也是社会进步和可持续发展的必然要求。

在传统上，健康被看作是没有疾病的状态。然而，新的健康观念强调不仅要关注身体健康，还要关注心理、社会和精神健康。这种全面的健康理解能帮助人们实现更好的生活质量。心理健康被认为与身体健康同等重要，其重视个人情绪、心理适应和应对日常压力的能力。社会健康关注个人在社群中的互动和归属感，以及社会支持网络对个体福祉的影响。精神健康则涉及个人的价值观、信仰和意义寻求，这些方面对于许多人来说是内心平静和满足感的重要源泉。这样的全面健康观念鼓励人们以更加全面和积极的方式理解健康，不仅是避免疾病，更是追求一种全方位的、充实的生活状态。

面对这一系列复杂且多维的健康问题，采纳全新的健康观念已不再是一个

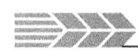

选择，而是一个必然的趋势。人们对健康的认识已经从过去简单的"无病即健康"转变为更为复杂和全面的理解。在这一新的健康观念中，健康被定义为一个动态的完整状态，包括身体、心理、社会乃至精神层面的良好状况。基于这种理解，体医结合的健康模式应运而生，并且变得越来越重要。我们必须拥抱这种综合性的健康理念，将其融入日常生活的每一个层面，从个人行为到公共政策，从医疗系统到教育体系。只有这样，我们才能建立起更为健康、更为坚韧的个体和社会，确保每个人都有高质量的生命状态和享有顺应时代发展的优质健康服务。这既是对现代挑战的响应，也是对未来世代健康福祉的负责。

此外，随着医疗技术和健康科学的发展，个性化医疗逐渐成为可能。体医结合的健康管理方法，能够根据每个人的具体情况定制个性化的健康计划。这种方法考虑到了个体的遗传背景、环境因素和生活习惯，从而更有效地促进健康。健康不再仅仅是个人的事情，它已经成为影响经济发展和社会稳定的关键因素。一个健康的劳动力是经济增长的基石，而体医结合的健康模式可以帮助维持和提升这一劳动力的健康状态。同时，健康的公民更能积极参与社会活动，为社会的和谐与发展做出贡献。

综上所述，体医结合是现代人类健康的必然选择。它不仅能够帮助人们更有效地管理慢性病、改善心理和社会健康，还能促进疾病的预防，实现个性化医疗，并对社会经济发展产生积极影响。要实现这一目标，需要政府、医疗机构、教育部门和个人共同努力，推广体医结合的健康理念，为每个人提供必要的资源和支持。

（二）人类新健康保障需要

在当今快速变化的社会中，体医结合已成为人类新健康保障需求的核心部分。这种新兴的健康理念强调将身体锻炼与医学保健相结合，以创造一个更加完善和综合的健康管理系统。现代的健康挑战，如慢性病和心理压力，不再仅依赖药物治疗和医疗干预，而是需要一个涵盖体育锻炼、营养、心理健康和预防医学的全方位解决方案。通过体医结合，我们可以更好地促进个人的整体健康，预防疾病的发生，以及提高生活质量，进而构建一个能够响应现代健康挑战的新型健康保障体系。这种体系能够为人们提供个性化的健康规划，促进社区健康教育，强化预防措施，并通过科技手段，如远程医疗和健康数据分析，扩大服务范围。综合来看，体医结合不仅是一种生活方式，而且是社会进步的

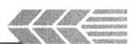

象征，代表着对人类健康保障需求理念的更新和对未来健康挑战的积极回应。

第二节　体医结合到体医融合

一、体医结合的概念及意义

（一）体医结合的概念

体医结合的表层含义是指体育科学与医学科学的交叉融合，主要体现在两个学科理论与技术手段的相互学习与运用、相互渗透与促进等方面；其深层含义是 指医学学科提供理念和思路，体育学科提供手段和方法，两者相互归纳和总结，使之处方化，在临床应用与实践中更具针对性和科学性。通过对体医结合相关研究成果进行梳理后发现，学术研究对体医结合概念的诠释没有一个确切而统一的说法，就目前来看，对其定义尚未达成共识。根据当前已有的研究，从不同的视角进行定位，可以归纳为以下几类：从临床实践视角进行解释，体医结合是一种慢性病治疗与康复手段，如糖尿病、单纯性肥胖；从知识体系视角进行阐释，体医结合是体育与医学的有机结合，涉及多种知识的集合，即保健体育、运动医学、康复医学、医学营养、运动处方、健康评估等方面的相互补充、相互渗透，主要实施方法是运动处方，通过个体体质测试评估与个体医学检测制定个性化的运动处方，关注体医结合实践中的特殊群体和重点人群；从实际教学实践视角，体医结合是一种健康教学模式、复合型人才培养模式。以社会需求为导向，有条件的高等院校体育学科与医学教育资源结合，改革教学内容、教学模式，构建体医结合课程方案，提高学生综合素质，培养学生医疗处方和体疗处方的双向处方能力，培养既懂"体"又能"医"的复合型人才；从抽象概念视角解释，体医结合是指将体育科学理论及实践与现代医学相结合，依托各方优势资源，以防为主，防治结合，以促进全民健身与健康为主要目的的一种健康管理模式。

综上所述，探求性地将体医结合界定为体育科学理论及实践与现代医学相结合，将多种体育方法和手段应用于医学，发挥其在慢性病预防、治疗、康复及健康促进等方面的作用，形成处方化的健康管理模式。体医结合实质是体育

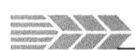

学科提供手段和方法，医学学科提供思路和路径，用医学的思维方法和知识体系将常见的体育运动方法进行归纳和总结，并使之处方化的健康管理模式。

（二）体医结合的意义

体医结合想法和思路的提出，解决了医疗和体育的职权部门分属不同的体系的矛盾，而医疗和体育都是促进全面健康的方法和手段，在管理、体系、资源、人才等方面并无顶层设计方面的交集。体育运动作为健康促进重要的一环，长期没有得到医疗系统的重视。现有的研究已经有力证实，科学的运动能够在防病和康复两个健康维度做出重要贡献。因此，体医结合想法的提出，在预防、治疗和康复三位一体的健康链条中具有重要意义。

二、体医结合的局限性

体医结合为我国医疗体系改革提出了新思路，为实现健康中国提出了新途径，然而纵观我国体医结合的发展情况，目前我国的体医结合还存在很多的局限性。

（一）体医行业分离，业务互不融通

目前，我国体育与医学在管理机构、运行体制、服务部门等方面均属于不同的领域。如我国公民体质健康普查由国家体育总局管理实施，而公民的健康体检则由各级各类医疗机构进行。可见，同为健康服务，二者存在"体育治体""医学治医"各自为政的条块管理现状，难以发挥二者在健康促进服务方面的共享与协作潜能。纵观国内现有体医结合研究和模式，医学手段治疗和体育"运动处方"的诊断及康复虽有相互借鉴、归纳之处，但依旧处于各自独立状态。深究其原因，是医学和体育在教学模式及内容上相互独立，医学迈不开体育的步伐，体育敲不开医学的大门[41]。

（二）体医结合对人才要求高，所需人数多

体医结合是体育与医学在众多知识集合中的交叉融合，需要懂科学锻炼

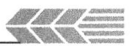

又有医学素养的复合型人才，医学专业学生需要学习相关的体育运动学知识，体育专业学生需要学习医学领域的深奥知识，这就需要在大学生繁重的课业基础上加入另外领域的课程进行学习。这无疑进一步加重了大学生的课业压力，据《中国青年报》报道，2014年我国高等教育毛入学率达到了37.5%，随着高校招生规模的不断扩大，各高校生源质量参差不齐，许多学生在学习过程中会遇到困难，从而造成心理上的课业压力，使学生对学习环境产生适应性困难，以及因学业压力造成生活上的适应困难，严重者会出现消极的态度行为，如抑郁、焦虑、强迫、神经衰弱，严重者可能产生轻生、自杀的倾向。因此，体医结合虽然在想法和理念上是正确的，但是在人才培养数量及要求方面的压力是巨大的。这种复合型人才尚缺，导致两个学科缺少充分对话与互动协同，缺乏完善的健康服务合作体系，无法培养出对人体有正确评估且能提供有针对性的科学锻炼方法及规避运动风险的人才。

（三）体医结合对师资队伍要求高

当前有运动医学背景的体育教师严重匮乏。试行体医结合健康服务新模式，为保证服务质量，需注重内涵建设，升级体育教师业务能力，培养运动、医学、健康管理、营养等多方知识兼备的复合型人才，将各类知识相互补充渗透以保证服务顺利开展。

人才是推动体医领域发展的技术核心，高度的专业分工及细化的专业服务模式，需要跨学科整合人才。医务人员虽然知道体育锻炼的重要性，但不具备体育指导技能，无法开具行之有效的运动处方。体育专业人士虽具备指导有效锻炼的专业技能，但缺乏相关的医疗卫生知识与康复保健知识，以及健康领域的话语权，难以针对民众提供体育健康干预内容。因此，进一步提高全民科学体育锻炼的指导水平，培育跨学科领域人才显得尤为重要。国家通过全民健康生活方式行动（2017—2025年），指出体育部门要携手卫生计生等部门培养运动康复医生、健康指导师等相关人才，为体医结合发展的人才培养指明了方向。

（四）体医结合研究滞后

体医结合发展在我国还处于初期，是跨界结合发展下的新模式，众专家学者虽在不同场合肯定了二者结合的进步意义，但缺乏微观的实证研究。而国外

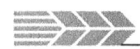

学者从不同的角度已经开始探寻体育锻炼对健康促进的相关机制与临床应用，相关研究主体多为卫生医疗部门，研究成果有利于临床推广。如体育锻炼成功治疗26种不同慢性疾病的研究及改变糖脂代谢相关酶活性、提高肌细胞胰岛素敏感性、促进线粒体生物发生、提高抗氧化能力、改善心肌功能等研究。我国的体医结合研究刚起步，现代体育锻炼的临床应用还较为少见，在健康促进方面的现实研究较为匮乏。梁丽珍对体医融合内涵与体育健康产业的协同发展模式进行探讨，指出二者融合已经成为我国城市居民体育发展的实际需要；戴素果基于健康中国理念对老年健康的体医结合进行探讨；牛晶晶从全民健身与全民健康深度融合存在的问题入手，并从理念、体制、科技、人才等方面提出促进两者深度融合的建议；刘国永指出要发挥运动促进健康的独特优势，推动全民健身与全民健康深度融合。岳建军对美国《国民体力活动计划》中体育与卫生医疗业融合发展的内在机理与机制进行研究。罗曦娟、张献博、徐峻华为国内体医融合的研究及其科研成果的转化应用提供了理论和实践参考。除此之外，我国体医结合临床研究主要为传统保健体育方面，如太极拳、易筋经是慢性阻塞性肺疾病稳定期患者康复锻炼的有效疗法，五禽戏锻炼对改善和提高中老年人的心血管机能有积极意义，八段锦对糖尿病患者干预效果明显。可见，我国体医结合研究还处于宏观发展层面，研究主体多为体育部门，在医学临床应用中的推广与认同局限较大。

三、体医结合向体医融合的转变必要性

体医结合在理念上是对健康促进领域的一次重要创新，但实际操作中显露出诸多局限性，这些局限性凸显了从体医结合向体医融合转变的必要性。

首先，体医行业分离导致了服务互不融通，医学和体育两个领域在教学、实践和政策执行上的隔阂，阻碍了两者的结合。这种分离不仅削弱了两个领域的协同效应，也限制了慢性病康复和预防的潜力。因此，必须推动体育和医学之间更紧密的相互协作和整合，以形成一个更为有效的健康保障网络。其次，体医结合对人才的需求广泛且需求人数众多，现有的教育体系尚未能有效应对这种跨学科人才培养的压力。大学生面临的课业负担和心理压力暴露了现行教育模式在培养复合型人才方面的不足。体医融合的发展需要建立更加灵活和多元化的教育体系，以减轻学生负担并有效培养所需人才。再者，现有教师队伍

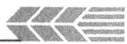

在运动医学和健康服务方面的专业知识和实践技能不足，折射出师资力量在体医结合中十分薄弱。发展体医融合需要加强师资培训，提升教师队伍的专业能力，以支撑起全新的健康服务模式。最后，体医结合研究的滞后进一步体现了理论与实践之间的脱节。国内外体育锻炼与健康促进的相关研究表明，中国在这一领域尚需加强实证研究和临床应用。促进体医融合的研究将有利于提供科学依据，促进这一新模式的有效实施和获得广泛认同。

体医结合的局限性指向了体医融合的必要性。体医融合发展成了一种必要的趋势，它要求我们更加深入地理解健康的全面性，推动体育和医疗保健的无缝对接，以及更好地利用多领域资源来实现健康保障的普及化和个性化。这种融合将更多地强调预防医学、健康教育与促进健康的生活方式的紧密结合，以及更广泛地考虑社会、经济和文化因素对健康的影响。通过克服现有的局限性，体医融合能够为我们提供一个更为全面和高效的健康保障模式，更好地应对新时代人类面临的健康挑战。通过深化体育和医学的融合，可以更好地促进健康，提高疾病预防和康复的效率，最终为公众提供更完善的健康保障服务。

第三节　体医融合的概念及内涵

一、体医融合的概念

体医融合强调医学和体育学的有机结合，这意味着两个学科的知识体系需要互相渗透，形成一个统一的整体。在这样的融合中，医学的诊断、治疗和预防知识与体育学的运动机理、训练方法和康复技术相互补充，创造出一套更全面的健康管理知识体系。为了实现这种知识的结合，相关从业者需要掌握跨学科的技能，不仅要懂得医学的专业知识，还要能运用体育学的技能进行疾病预防和健康促进。这要求从业者进行更广泛、深入的学习和实践，以便在他们的专业实践中，能够将医疗与运动康复无缝结合起来。体医融合的终极目标是"主动健康，防未病"，即通过积极的健康管理和预防措施来减少疾病的发生，而不是仅仅在疾病发生后才开始治疗。这一目标的实现，要求体医融合不仅注重理论层面，而且深入医疗实践、社区服务、政策制定等各个方面。体医

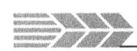

融合不单是一个理念或者目标，而是一个具体的运作模式。这意味着它涉及实际的操作系统，包括人才培养机制、医疗服务流程、社区健康活动的组织和实施等。成功的体医融合模式需要有清晰的流程、规范的操作和有效的监督机制，以保证其有效运作。

体医融合是一个旨在通过多学科整合来优化健康管理和疾病预防策略的全新模式。为了使这个模式成功运作，需要有系统的规划、跨领域的教育和培训，以及强大的实施能力。通过这种方式，体医融合能够为现代社会带来更为有效的健康解决方案，并从根本上改善人类的健康状况。

体医融合中的"体"，一般理解为"体育"。对于"体育"的概念目前还存在巨大的争议，有学者从历史、国内外研究等方面对体育进行了界定。张新在研究中表明体育在鸦片战争后将人们对身体运动的认识带入了全新的空间[28]。"体育"最初的含义为"身体教育"，被定义为教育学名词。随着中国近代体育的多元化发展，在不同历史时期，不同社会情景中，体育呈现出不同的特点，"体育"概念的含义逐渐扩大，泛化为人类一切身体运动的总称，与体操、竞技、身体运动等下位概念共同构成近代中国体育的概念体系。体育与历史发展、人类社会发展相伴而行，随着时代的进步，"体育"概念也在发展。因此，体医融合中的"体"简单概括为以预防、治疗、康复等促进健康和人的全面发展为目的的身体活动[29]。

体医融合中的"医"，通俗来说是指医疗。医疗又可分为中医与西医，中医相对于西医成熟较早。结合体育层面，"医"是指在体育运动过程中，运用医疗、运动康复等手段的一种健康服务模式，解决群众生活中引发的一些慢性疾病，同时提供科学化、个性化的运动处方，以此促进身体健康，是实现全面发展的最佳途径。"医"是实施体医融合的主导者，体育锻炼仅作为一种健身方式和锻炼手段，配合和辅助医学完成"预防—治疗—康复"的健康服务[32]。

"融合"是指两个或多个元素，通过内在的相互联系，形成你中有我、我中有你的格局。与结合不同的是，"结合"是指两个元素或体系相互结合在一起，二者并不产生联系，可能会形成相互独立的局面。而"融合"则是二者产生关联，构成相辅相成、交叉渗透的一体化形式。

最初，体医融合这一概念的提出只是一种文件性用语，并没有清晰明确的概念界定。如今学者对于体医融合概念的辨析和争论仍未止息，结合"体""医"和"融合"的概念，简单概括体医融合，是指系统地将医学与体育学有

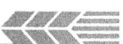

机结合，通过培养集医疗手段与康复技能于一体的体医复合型人才，达到"主动健康，防未病"的目的，以应对新时代人类健康问题的一种运作模式，实现你中有我、我中有你的一体化过程，获得健康促进的服务模式，从而解决全民健康问题，进而实现健康中国的伟大目标。

二、体医融合的内涵

体医融合作为一个多维度、跨领域的概念，是医学和体育学的深度整合。它不仅是两个领域的简单合作，而且是教育、实践和管理等多个层面的全面融合。

（一）部门协同

体医融合强调不同部门之间的深度合作和整合。医疗保健和体育运动部门在政策制定、资源分配、项目实施上要实现互通有无。这种协同促进两个领域的专业人员能够共同参与到健康促进计划的设计和执行中，打破了传统意义上的行业壁垒，确保了从政策到实践的每一步都能够有效地支持体医融合的目标。

（二）培养体系的贯通

体医融合要求教育体系在培养方案设计上实现两个学科的深度融合。从课程设置到教学方法，从实习机会到职业发展规划，体育和医学教育机构必须联手打造能够培养出复合型人才的教育体系。这种培养体系不仅要让学生掌握专业知识，还要让他们具备跨学科的思维和实践能力。

（三）知识的衔接

体医融合的实质在于建立一个将医学知识和体育知识无缝对接的体系。这不仅要求两个学科的理论知识能够相互支持和补充，还要求其在实践应用中能够相互融合，形成一个完整的健康促进和疾病预防的知识框架。这种知识的深入融合将为未来健康管理提供更科学、全面的理论依据。

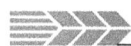

（四）目标一致

体医融合的目标是通过科学的健康管理，减少疾病发生，提升公共健康水平。两个领域的合作不是为了各自的利益，而是为了这一共同的目标。这要求医学和体育在工作中形成统一的目标认知，确保所有的努力都能够有效地服务于这一目标的实现。

（五）政策支持与制度建设

政策和制度是体医融合落地的基础。有效的政策支持和制度建设能够为体医融合提供必要的环境，包括但不限于法律法规的建设、专业标准的制定、跨部门合作机制的建立等。这样的政策支持和制度建设将确保体医融合不仅在理论上可行，而且在实践中能够得到有效推广和应用。

（六）综合服务平台

体医融合还需要综合服务平台的支持。这样的平台可以是实体的健康服务中心，也可以是线上的信息共享系统。通过这样的平台，医疗和体育服务可以实现资源共享，信息互通，从而提供更为便捷、高效的健康管理服务。

（七）实践与研究的结合

体医融合还需要在实践与研究之间实现深度结合。通过将最新的研究成果快速转化为实践中的应用，不断更新和优化体医融合的实践模式，可以确保体医融合始终走在时代前列，有效应对健康领域的新挑战。

（八）持续评估与优化

体医融合的过程是一个不断进化的过程，需要持续的评估和优化。通过定期的项目评估，可以了解体医融合在实际应用中的效果，发现存在的问题，并及时进行调整和优化。

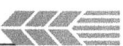

体医融合的内涵是多方面的，它不仅是医学和体育学科的融合，更是一种全新的健康管理理念，一种面向未来的服务模式，以及一套全面的教育和实践体系。这种深度融合要求从上层的管理策略到具体的实践操作，每一个环节都需要进行精心的设计和协调，以确保能够有效地提升人们的健康水平，并为社会的可持续发展作出贡献。

三、体医融合的时代价值

体医融合是指将体育运动与医疗手段相互融合，发挥二者在健康促进中的优势，运用医学的健康知识体系，使体育运动有效预防疾病、促进健康。因此，坚持体医融合"预防为主，防治结合"的策略，达成从"以治病为中心"向"以人民健康为中心"的思维转变，是实现全民健康、预防慢性疾病的必由之路，是维护全民健身工程的重要途径。

（一）新时期实施国家体育战略的客观需要

体育事业发展与国家战略密切相关，我国的体育事业发展在不同的历史时期积极服务于国家发展战略，以满足不同时期国家利益的需要[15]。纵观我国体育事业发展方式转变的整个历程，一段时期内我国体育的政治色彩浓厚，担当起国家外交宣传、形象打造与实力塑造等战略角色，通过竞技体育提高我国在国际社会中的地位。北京奥运会后"奥运奖牌热"逐渐褪去，体育的健康促进价值越来越受重视。随着《体育发展"十三五"规划》《全民健身计划（2016—2020）》《"健康中国2030"规划纲要》的颁布，体育的战略定位开始向提升全民族的健康素质倾斜[4]。这充分说明体医融合是推进健康中国建设的动力，体医融合思想契合了健康中国战略建设的实施，已经成为健康中国战略实现和具体措施落地的时代选择[175]。

（二）体育产业与健康服务业融合的内在诉求

当前，我国体育产业发展的一个"新常态"是在更大范围、更深程度上与相关产业的融合[16]。《国务院关于加快发展体育产业促进体育消费的若干意见》中明确提出"促进体育产业与其他产业有机融合"及"积极拓展业态，

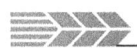

促进康体结合，鼓励交互融通"等促进融合发展的任务要求。《"健康中国2030"规划纲要》中更是将"共享共建"作为建设健康中国的战略主题，在相关章节中专门论述了"发展健康服务新业态、培育体育医疗康复业"与"积极发展健身休闲运动产业"，对体育产业融入健康产业发展进行了战略规划。当前体医融合发展正面临前所未有的机遇：一系列政策的出台为体医融合发展指明方向；产业融合为体医融合发展开辟新路径；人们多层次、多样化的健康需求为体医融合发展提供动力。体育产业是大健康产业的重要组成部分，与相关产业的融合、发展和业态创新势必也越来越凸显。

（三）缓解国民健康需求与医疗供给矛盾的重要手段

据2013年调查资料显示，"与2008年比较，我国慢性病患病率上升了9个百分点"，相当于增加了1.2亿病人[173]。我国慢性病病发人数快速上升，并占用了大量的医疗卫生资源，医疗卫生机构不能有效满足人们日益增长的医疗需求，加深了供需矛盾。探寻体医融合这样一种主动式、低成本、长受益的模式，采取更为有效的"上游策略"，用体育+医疗的方式去保护和促进大多数"未病者"的健康，将人们从长期依赖的"药罐子"中解放出来，以减少看病端、治病端的医疗供给。体医融合，最直接地体现在可以减轻医疗部门的工作负担，将一部分慢性病人群的治疗场所从医院分流到健身场所，以达到优化医疗资源、缓解医患矛盾、减轻财政负担的目的。

（四）一种医治未病的健康新观念

现代医疗卫生服务一直致力于研究治病的药物和手术。然而，所有的药物治疗都是为了控制疾病或消除疾病，未来的健康促进要从根源入手，重预防、治未病。而体育手段、运动健身可以全周期、全人群地保障人们的身体健康，是对抗亚健康、降低慢性病风险最有效的方式。传统的"求医问药"是被动解决健康问题，不能从根源上降低疾病风险和增强人的体质。现在，更应强调的是一种以运动健身方式代替或部分代替医疗手段，使身体恢复健康的体医融合模式，这是使慢性病患者、亚健康群体和康复人群迅速回归健康的有效途径，是"大健康、大卫生、大体育"的健康新观念。

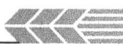

第四节　体医融合模式及面临的现实困境

一、体医融合模式

体医融合模式将体育和医疗服务相结合，以提高人们的健康水平。它旨在通过体育和医疗服务的融合，为人们提供全面的健康服务，从而促进其健康水平的提高。在该模式下，体育服务可以帮助人们保持身体健康，而医疗服务则可以帮助人们处理由于运动导致的伤害或其他问题。此外，该模式还可以帮助人们了解如何通过正确的运动来保护身体和促进健康。

（一）医院康复（体检）中心模式

医院康复（体检）中心模式是指在医院内设立康复或体检中心，通过这种方式将体育和医疗服务融合起来。例如，国家奥林匹克体育中心运动康复门诊部专注于国家队的医疗康复、高水平驻训国家队医务监督、伤病前检查预防、运动前体力提升、运动后体力迅速恢复、运动损伤防治等任务，同时建立完善的运动员健康档案管理、运动员运动能力评估体系及群众健身科学指导和健康服务。苏州"运动云医院"则以App平台形式为广大民众提供服务，其中客户平台提供咨询，专家平台提供专业服务，管理平台有效链接客户与专家，提供运动健康信息服务，并帮助用户建立个人健康档案。专家围绕运动损伤的预防与康复、线上医疗、健身、营养等问题提供咨询、会诊、远程指导，同时也提供线下专业的医疗服务，对象包括专业运动员和全体市民。

（二）国民体质监测服务中心模式

体质监测服务中心模式是通过体质监测服务中心进行体医融合的模式。例如，在武汉市，国民体质监测服务中心由武汉市体育局委托武汉体育学院进行运营管理，致力于为市民提供体质健康测试服务。体质监测服务中心配备了智能型国民体质11项检测仪、全自动血压计、亚健康测试仪、体成分分析仪、

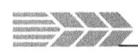

脊柱测试仪、动脉硬化检测仪等20种监测设备，并免费向公众开放，旨在为市民提供更科学、更优质的健身指导服务。在体质监测服务中心，市民可以凭借身份证在工作人员的指导下进行体质测试。测试结束后中心会提供一份体质评估报告，并由工作人员针对个人情况提供相应的"运动处方"，以帮助市民改善体质状况和制订健身计划。这种模式的目的是通过科学的监测和个性化的指导，帮助市民更好地关注和改善自身的健康状况。

（三）体卫两局协同模式

体卫两局指的是体育局和卫生健康委员会，它们协同工作的模式被称为体卫两局协同模式，如江苏南京溧水区的运动与健康促进平台和扬州市的体医融合服务中心。在南京溧水区，该平台通过基础医学检查和问卷调查，确定运动风险等级，并根据测评智能出具个性化运动方案。针对慢性病患者和亚健康人群，提供个性化的运动干预指导和中医类养生健身处方。平台设有三个级别，分别是区级运动与健康促进中心和指导中心，各镇（街）文体中心、卫生院的运动与健康指导分中心，以及各社区、家庭医生工作室的运动干预服务站。此外，利用智慧城市App和微信小程序管理市民的健康档案，并提供精密的运动空间设计。在扬州市，体医融合服务中心通过开具运动处方、参与体育赛事保障和实质性防伤适能指导来为市民提供服务。整个体医融合服务平台涵盖了全民健身指导站、全民健身驿站、体医融合服务中心和体育康复医院四个级别。

（四）第三方社会机构模式

第三方社会机构模式通常指政府委托第三方社会机构进行体医融合的工作模式。例如，在绍兴市上虞区，设立了运动康复指导中心，其主要任务包括整合资源、进行全区国民体质抽样检测、推广运动康复项目，并建设上虞区全民科学健身公共服务平台——上虞体育微信公众号。该平台提供科学健身知识讲座、运动康复专家线上线下咨询指导，以及运动康复训练等服务。

（五）社会非营利性组织模式

社会非营利性组织模式是社会组织或协会提供公益服务的体医融合模式，

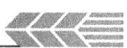

如厦门市社会体育指导员志愿服务驿站、扬州市全民健身驿站。厦门市社会体育指导员志愿服务驿站由社会体育指导员、体育运动专家、体育协会、运动达人等为市民提供体育公益指导，包括科学健身方法、健身知识讲座、提供部分便民体育器械、体育方面的咨询服务等，能够满足大部分市民对健康的需求。

以上五种模式因地点不同，使模式、参与人员也不尽相同。无论哪种体医融合模式，皆在构建运动促进健康的新模式，把体育运动与现代医学理念和医学技术方法有机结合，在医疗的各环节中科学地融入体育运动的元素，注重对慢性病的预防和控制，加强了运动等非医疗手段的健康干预。

二、体医融合面临的困境

（一）理论方面

何为理论？何为理论体系？简单来说，理论指人们对事物与社会多方面知识的认知及论述。而理论体系是自然辨证法中所提出的名词，其是指针对某一事物、对象或某一领域，对理论进行整合进而所形成的完整的知识思想系统。体医融合首先是体育与医疗两个经过长时间发展、已经较为成熟的理论体系相互融合成一个全新的理论体系的过程，我国由体医结合发展到体医融合层面，虽然有一定的理论基础和实践经验，但体医结合理论建设时间十分短暂，更不用说体医融合了，距离建成完备的理论思想体系还有很长的一段路要走。

体医融合理论体系强调体育运动与医学相结合来促进健康的理念。基于这一理论，引出了体医复合型人才培养理论、人才评价理论等。

体医复合型人才培养理论是指将体育运动科学与医学科学有机结合，以培养具备综合医学知识和体育运动技能的跨学科复合型人才为目标的人才培养理论。这一理论的提出是为了顺应现代社会对综合性、复合型人才的需求，同时促进人类健康与全面发展。在体医复合型人才培养理论中，学生除了学习传统的医学和体育运动科学知识，还需要通过交叉学科的教学，学习体育医疗、康复治疗、运动营养学、运动生理学等方面的知识。此外，还需要培养他们具备临床实践能力和运动训练技能。这种综合性的培养模式旨在让学生在学习过程中打破传统学科限制，全面提升其在医学与体育领域的综合素养。体医复合型人才培养理论强调学生不仅要具备出色的医学和体育运动知识，还要具备包括

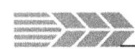

跨学科思维、团队协作、沟通能力等在内的综合素养。通过拓宽学科边界、创新人才培养模式，能够更好地适应社会发展对复合型人才的需求，使培养出来的学生更有竞争力，更有可能在未来的领域中发挥重要作用。

体医复合型人才评价理论是指在培养具备综合医学知识和体育运动技能的跨学科复合型人才的过程中，对其教育与培训过程的评价和考核体系。这一理论着重于建立针对复合型人才特点的全面多元的评价方式，旨在全面了解学生在医学和体育运动领域中的综合能力表现，促进其全面发展。体医复合型人才评价理论强调综合性和多元性，包括学术表现、临床实践能力、体育运动实践技能、科研创新能力、综合素养等多个方面。评价方式既包括传统的考试测验，也包括临床技能考核、体育运动实践能力测试、科研项目评估等多种形式，强调对实践能力和综合素养的综合评价。另外，体医复合型人才评价理论也强调个性化和因材施教原则。每个学生在医学和体育运动方面的特长和兴趣不同，因此评价体系要充分考虑学生的个性化特点，注重发挥其潜能。这也意味着评价过程需要更加细致、深入地了解学生的实际表现，而非仅仅依赖于纸上成绩。

综上所述，体医复合型人才评价理论是一种全面、多元、个性化并重视持续性的评价体系，旨在全面了解学生在医学和体育运动领域中的综合能力表现，以促进其全面发展并更好地适应社会需求。

（二）理念认知

以往，关于健康这一理念更多地集中于生物、医学等自然科学方面，而对于社会科学方面，如社会生态学视角下的健康治理，仍然没有引起人们足够的重视，即在健康治理方面体育所发挥的核心功能、指引功能、激励功能等多元功能重视不足。首先，由于多方面的原因，无论是从自然科学领域还是从社会科学领域，我国关于健康治理这一概念相较于发达国家来说起步较晚、发展缓慢，受到历史因素和中国传统观念的影响，之前政府部门、群众及新闻媒体曾简单地将全民健身工作定位为培养专项竞技人才和居民强身健体等单一功能，较为狭隘的思维方式与工作方法导致宣传和导向存在封闭性和局限性，使全民健身这一重要工作所发挥的社会功能和多元价值被淡化，工作落实出现偏颇；以体医融合为核心，整合医疗、教育、科技、文化等多方面工作进行整体思考、研究和创新，宣传体医融合理念的系统工程发展滞后，全方位、多角度的宣传工作不力，导致体医融合氛围不够浓厚，群众主动健康观念缺失。其次，

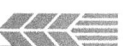

在民众个体这一层面，由于前期宣传工作偏颇，新提出的健康理念没有深入群众，多数群众对于体医融合这一新理念的核心内容及相关政策的认识还存在一定的局限性与滞后性。何时进行运动，进行何种运动，运动的时间、负荷，何种情况下应当进行调整，这些专业性较强的问题需要体育和医学领域的相关专业人士来进行科学指导和宣讲普及。体医融合重要意义之一就在于能够最大限度地发挥"1+1>2"的协同作用，达到运动促进健康、提高国民体质，从而实现全民健康的目的。但就目前形势来说，体育仍处于弱势地位，缺少相应话语权，再加上传统观念中健康依靠医疗卫生的潜在逻辑的影响，并没有主动将体育摆到健康治理的主体地位之上，而且体育元素纳入全民健康配套政策也不够完善，仍存在局限性。另外，新闻媒体在宣传和报道体育的价值时认识不全面、不充分，使宣讲引领、思想支持与舆论引导等方面存在偏颇。

（三）政策方面

通过对现有政策进行梳理分析后不难发现，我国尚缺乏系统性指导体医融合的基本政策。自2016年以来，仅有《国务院关于实施健康中国行动的意见》国务院关于印发《全民健身计划（2021—2025年）》的通知这两个文件对体医融合提出了具体的定量目标，但对于体医融合政策预期目标规划不清，包括总的目标与各阶段目标，仍表现出定性指标多，缺少定量这一关键因素。

总的来说，体医融合政策所面临的局限性仍较为明显，除上述两个困境外，还存在社会保障政策不健全、各职能部门管辖权责划分不清和人才培养政策不明确这三个方面的问题。

1. 社会保障政策不健全，缺乏有力后盾

政府职能部门的各项活动、运行通常需要大量经费支撑，类似于体医融合这样时间跨度长、大范围、多领域的复杂项目和计划要求长时间持续的大量资金投入。而目前，在我国体医融合的相关政策中，大部分是"加强财政支持与资金统筹，提高基本公卫服务项目资金使用的针对性和有效性"等一系列模糊性的宏观说法，缺少具体规划措施，这也就导致政府资金分配投入存在困难，缺少支撑。在2019年颁发的《国务院办公厅关于促进全民健身和体育消费推动体育产业高质量发展的意见》中写明了为不同人群提供有针对性的运动健身方案或运动指导服务，推广科学健身，提升健身效果（卫生健康委、民政部、体

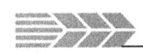

育总局负责），但在该意见中未明确说明个人运动方案和运动指导服务是政府补贴、居民自费或其他形式，这会严重打击居民参与积极性。

同时，总结目前政策文件中关于保障措施的说法发现，现有保障机制均是优先考虑保障居民日常锻炼，并未涉及体育、医疗相关专业人员。体医融合并不是依靠单纯的运动就能实现全民健康的简单模式，它是医学知识与体育专业技能高度融合并精炼升华所得出的全新的政策模式。如果缺少对专业人员的保障补贴，会导致其缺乏积极性，长此以往即便是居民运动的积极性再高，但运动缺乏有效性、安全缺少保证，也会消磨他们的热情，这与体医融合的初衷背道而驰。

2. 部门管辖权责划分不清晰，难以协同进行

在体医融合政策执行推进过程中，体育与医疗卫生系统是最重要的推动环节。在具体的体医融合服务开展过程中，部分职能部门重视程度不足，尚无针对性组织管理机制，各部门联动缺少统一筹划，因此在实际操作过程中易造成管辖范围划分不清的问题，从而导致服务效率低下。通过查阅相关政策中有关机构协同管理机制的表述发现，均是类似于"由国家体育总局、卫生健康委共同负责，其他部门配合"这样的模糊说法，在该类表述中更加注重明确宏观上的主管部门地位，缺少具体化管辖权责分配，难以构建分工有序、管辖范围划分合理、囊括宏观规划与具体落实的完整协调体系。通过走访医院、全民运动中心等机构后发现，尽管体医融合这一理念提出已久，各职能部门也在积极推进体医融合促进全民健康发展，但由于缺乏具体的政策支撑，在具体实施过程中难免会出现体育与医疗机构间合作较少、权责不明确，或是"吃力不讨好"，甚至各自为政、互不干涉的"割裂合作"等情况。主管部门合作程度低且难度大、其他部门参与协同管理机制不明确的困境容易导致各部门间"踢皮球"，互相推诿，这也是体医融合具体落实的一大阻碍。

3. 人才培养政策不明确，"体医分离"犹存

针对推动体医融合发展的落实问题，各相关政策在提供硬件支持方面，有"建设健康步道、健康主题公园等运动健身环境"等具体表述，但在人才方面仅有"加强运动防护师、运动营养师等体医复合型人才培养"的宏观说法，缺少针对体育和医学院校等主要人才培养机构的明确要求与政策支撑。

社会体育指导员和运动处方师构成了我国当前体医复合人才的主体。运

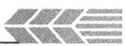

动处方师主要是由医学院校培养的康复医学或运动医学专业且持有运动处方师证的人才，但该类人才缺少对具体运动技能与知识的了解，且总体培养数量较少，多数集中于一线城市的专业运动队、三甲医院等机构，覆盖区域无法满足体医融合发展的需要；社会体育指导员一般是专业体育指导人员，如退役运动员、体育院校培养的社会体育指导或运动训练等专业的体育人才，该类人才专业技能强、运动知识储备充足，但由于医学知识储备较少，最重要的是缺少医学领域的认证，这也就导致即便对居民进行医学方面的知识讲解，出于传统观念的影响人们也难以信服。复合型专业人才的缺乏导致目前大多数居民在日常锻炼中处于无人指导的"放养"状态，对最大心率、摄氧量等运动强度相关指标了解不深，且缺乏科学监测，难以保证日常锻炼的效果与安全。尽管为响应国家政策，许多医学与体育院校都提出要实施体医融合人才培养，但现实中苦于缺少具体政策指导，采取的多数仍是传统的"体医分离"教学模式，缺少实际行动。这也说明当前我国在体医融合人才培养政策方面仍需完善，尤其在高校人才培养方面。目前，这两类院校的学生对体医融合相关知识的了解程度都不尽人意，一方面体现出了高校培养方案缺少具体政策支撑和指导，另一方面也间接反映出政策宣传不足、重视程度不够的问题。

（四）管理方面

各部门管理制度不健全。我国体育和医疗部门分属各地体育局和卫健委管理，存在明显的体育治本，医学治病，各自为政的管理模式[42]。在这种管理模式下，全民健身计划实施了由体育部门主管，卫生、健康、医疗部门主抓的政策，形成了各部门相互之间不沟通的局面[43]。进而导致低层次管理、碎片化管理、分级管理等严重的分化现象。正是因为这些原因，使体育和医疗部门根本不相融和、不能共同管理，不能很好地相互制约，相互促进，也就浪费了很多的优势资源。当前，我国体医融合不论是在思想上，还是在技术手段、管理手段上，和我们在最初设计的美好目标都有很大的差距。此外，体医融合在体育与医疗卫生体系融合的过程中，由于缺少法律的保护，在实施过程中就会因相关制度的不健全，导致体医融合止步不前。"体育＋健康"作为一项新兴的产业，在促进全民健身、多部门融合等方面均具有重要作用。但是因为管理部门的不明确，不同的管理部门有各自的管理方法、管理制度和管理模式，导致各部门之间为了各自的利益，相互摩擦，产生了一系列矛盾。例如，在有关

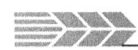

慢性病的防治上，相关体育部门认为在配合卫生部门进行工作，而卫生部门就觉得体育部门也应该发挥主导作用。正是因为各部门的职责分工不明确，出现了多个部门各自管理、互相推脱的管理体制，形成"条块化管理"，与"医保"等相关政策的衔接严重滞后，使体医融合健康服务模式很难进行有效融合[44]。

我国社区体医健康服务模式相关制度建构落后。从管理层面上来看，社区健康服务模式制度和社会保障制度模式一致，在理论和实践上都没有打破传统的基本特征。虽然"放管服"改革在一定程度上看到了一定的效果，但是从根本上没有太大改变。如上海实行的"1+1+2"社区体医健康工程，仍然存在体医融合性不高等问题。我国大部分地区社区仍然没有建立相关的管理制度，从始至终一直沿用旧的制度和理念进行管理。

要想推动体医融合健康发展，就要构建相互促进、相互制约的联动管理机制。只有管理制度健全，才能促进医疗卫生和体育两个部门的相互融合，协同治理，让更多的人形成健康的生活方式。

（五）部门融合

体医融合离不开各部门的协调与配合。受体育部门与医疗部门的职能所限，体育和医疗部门难以融合[44]。当前的体医融合工作主要由体医两部门完成，缺乏其他部门的参与，且体医两部门在健康促进工作中各自为战，缺乏部门间的沟通与协作，容易导致体医融合工作过程中政策落实难到位、工作效率低及资源配置不合理等问题[46]。

在政府部门融合方面，当前我国体医融合相关政府部门的联动与协同不够，没有一个明确的多方联动机制，缺乏各部门融合的健康战略体系，没有明确的各部门联合制定的关于体医融合的相关规划和框架，各部门对于各自的管辖范围及管理权限、职责划分不明确。然而，在体医融合过程中，体育与医疗部门是两个相互独立的系统，体育部门属国家体育总局，提供的健康服务有体质监测、健身指导、健身宣传、运动营养等，而医疗卫生部门属国家卫健委，提供的健康服务有疾病治疗、健康体检等健康服务。国家体育总局与国家卫健委两个部门已经意识到部门之间存在壁垒，缺乏沟通协同机制，但是由于缺少相应政策支持、管理机制、沟通媒介等，部门之间的协作还是难以开展[47]。但二者彼此之间的作用和特点决定了应该相互融合，正

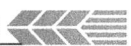

是因为以上原因，在现实中二者并没有实现真正的融合。

在市场部门融合方面，体育与各部门在技术与业务融合上有待提高。各部门在适应新的社会需求，从市场供给需求出发，对于消费者的需求融合不够，产品融合不足。对于健身器材及体育场馆的使用上没有完全普及，体育健身康体活动等服务产品与健康服务机构的医技、健康体检、诊疗康复等服务产品融合程度不深，导致大众体育健康的消费意识较弱，不能为消费者提供一个融合型体育与健康服务，不能满足大众的体育与健康需求。

在社区部门融合方面，要想推进体医融合在社区的发展，为社区提供健康且赖以生存的优质服务，就要加强政府部门与社区的联动，加大政府对社区的财政投入。当前我国政府对社区的关注度不高，社区发展资金匮乏等问题严重，政府投入力度较低，对社区体医健康服务的财政投入、补偿较少，没有从根本上解决社会资本难进驻的问题。

（六）人才融合

在高校人才培养方面，我国的体医复合型人才的数量逐渐增多，但是人才总量还不能够满足社会的需求，人才总量不大。社会健康服务需要专业性人才的不断输出，大众对健康服务的需求是专业化、个性化和多样化的，这就要求对于人才培养和人才融合也要多样化、专业化和系统化。目前，我国高校体医复合型人才培养的总数量不足，培养体系不建全，缺乏对人才培养的相关标准和要求，没有专门的体医融合人才筛选标准。根据最新的数据显示，2022年国内平均每10万人中仅3.6名康复治疗师。出现这种情况，一是运动人体科学、运动康复与运动医学背景的体育技术人才严重短缺，优质人才往往向专业体育系统输入，指导群众性的体育与医疗复合型人才缺口较大[48]。体育类学生普遍缺少临床实践经验，在治疗和康复方面缺少科学的实践能力。医学类学生往往具有较高的临床经验，但是缺乏专业运动技能方面的知识。二是缺乏高质量的专业社会体育指导人员，不能准确对大众体育锻炼活动做出科学准确的评估，不能够满足大众自身的运动需求，不能做到"因人而异"。

在对社区人才培养方面，社区中面临着人才短缺的困境。体医复合型人才队伍建设较弱，面向社区的运动康复人才、社会体育指导员、社会志愿者数量较少，社区体医融合教育缺乏专业性人才，没有建立完善的社区型体医复合型人才培养体系。

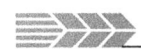

随着全民健身和全民健康运动的开展，人民群众逐渐树立起运动是良医的健康理念，对健康服务的需求也逐渐增加[49]。运动处方师、康复治疗师、社会体育指导员等职业成为热门。通过国家和高校的不断努力，为社会培养了大批体医融合专业人才，但是这些人才数量还远远小于社会所需，仍然满足不了人民群众的需求。截至目前，我国还没有建立专业人才培养体系，专业人才培养目标、定位不明确、不清晰[47]。在人才培养方面，我国体医融合复合型人才数量虽逐渐增多，但总量仍然较少，如我国运动康复师比率为2.65人/10万人，而欧洲为60人/10万人，美国更高。此外，由于体育与医疗行业缺乏相互融合的行业标准等，这降低了学生学习体医融合相关专业的热情[46]。关于人才融合的问题，在一段时间内都会成为体医融合所面临的现实困境。

三、体医融合实现路径

体医融合是当前医疗卫生体制改革的重要方向之一，旨在整合传统医学、现代医学、健康管理及信息技术等多种资源和手段，为人们提供更全面、个性化的健康服务。体医融合的实现路径涉及跨界合作、医疗服务、技术创新等多个方面。

（一）建立跨界合作机制

建立跨界合作机制，探索体育医疗融合的可行性，搭建体育医疗融合的框架。首先，要建立跨界合作机制，就必须建立一个有效的沟通渠道，使体育界和医疗界能够有效地进行交流与合作。其次，要探索体医融合的可行性，就必须对体医融合的可行性进行全面考察，以便找出可以实施的方案。最后，要搭建体医融合的框架，就必须根据前述考察研究成果，制订出一套实施方案并将其付诸实施。

（二）实施多元化的体育医疗服务

实施多元化的体育医疗服务，将体育与医疗相结合，以提高大众的健康水平。要实施多元化的体育医疗服务，需要建立一个完善的体育医疗服务体系，以提供更好的服务。要将体育与医疗相结合，采取一些措施来促进大众的健康

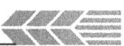

水平。例如，在大众的训练中引入一些医学理念，使他们能够更好地了解自己的身体情况。同时，也可以开展一些专门针对大众的健康检查，以便及早发现并处理问题。此外，还可以利用一些新技术来帮助大众监测和评估自己的健康状况。另外，要实施多元化的体育医疗服务，也需要对教练、裁判、教学人员、志愿者、家长等开展教育宣传工作，使他们能够正确理解并通过适当的行为来保障大众的健康。

（三）开展教学与研究工作

加强多学科间的交叉合作，将体育、医学、生物技术、信息技术等相互整合，形成一个完整的体育医学领域。开展教学与研究工作，加强对体育医学领域理论与实际应用的深入研究。要想实现体育医疗一体化，就必须加强对体育和医学技术之间相互作用的理论支撑。只有当我们能够准确、理性地分析出不同形式的体育锻炼对人体健康的影响时，才能真正发掘出不同形式的体医融合模式。

（四）促进体育与医学交流合作

促进体育与医学的交流合作，通过国内外会议、交流会、发表文章、出版书刊等来促进交流。体医融合最主要的还是体医两大元素的融合，因此以体育院校和医学院校为出发点，制定运动型+医学型为一体的教学模式，培养具有体育和医学知识的复合型人才，招募或引进相关体医融合的专家或教授，对复合型人才进行运动、医学能力的培训，扩大体医融合人才储备体系，让体医融合的复合型人才更好地为大众服务。

（五）开发应用新技术、新方法

开发应用新技术、新方法，如人工智能、大数据分析、生物信息学等在体育医学中的应用。一是通过开发具有体育特性的医疗产品来实现体育医疗的整合；二是通过开发具有医学特性的体育产品来实现体育医疗的整合；三是通过开发具有多领域特性的产品来实现体育医疗的整合。

第三章 体医复合型人才的
社会诉求与培养现状

体医复合型人才的出现绝不是偶然,而是基于社会诉求,之后才得以逐步产生。目前,我国已经解决了绝对贫困,全面建成了小康社会,只关注温饱的时代已经过去,生活富裕使人民对健康的诉求越来越迫切,健康中国战略正是为了满足人民日益增长的健康需求、实现全民健康的伟大愿景而提出的。在健康中国战略背景下,体育与医学协同促进人类全生命周期健康理念业已形成,两者协同过程也从"体医结合"推向"体医融合"新高度,也彰显了现代医学技术与体育健康技术之间的相互促进,并逐步形成一种新的技术、产品、产业发展领域。那么,人才的培养也就提到重要议事日程。然而,医学专业与体育专业人才的"结合"必须将医学与体育专业的相关知识、技术、技能相融合,切实将"体""医"融合于特定人才之"一身",有效推进"体医融合"的发展。本章将从健康中国背景下体医复合型人才的群众诉求、高校诉求及培养现状展开调研,了解体医复合型人才现状,为后续体医复合型人才培养实现路径提供现实依据。

第一节 体医复合型人才的社会诉求

一、体医复合型人才的群众诉求

中华人民共和国成立后,特别是改革开放以来,中国卫生健康事业获得了长足发展,然而,随着工业化、城镇化、人口老龄化进程的加快,中国居民因心血管疾病、癌症、慢性呼吸系统疾病、糖尿病等慢性非传染性疾病导致的死亡人数逐年上升。近年的统计数据显示,慢性非传染性疾病导致的死亡人数占

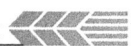

总死亡人数的88%，疾病负担占疾病总负担的70%以上。慢性非传染性疾病患病机制尚不明确，但学术届归纳的诱因主要包括生活方式不规律、饮食习惯不正确、缺乏锻炼等，尤以缺乏锻炼而导致的肥胖是多种慢性疾病的关键诱因。由此，人们开始关注运动的益处，运动即良医理念不断深入人心。然而，不正确的锻炼方式，不规范的健康管理模式同样会对渴望通过运动促进健康的人群带来痛苦，诸如运动损伤。因此，了解目前大众健身现状及对体医复合型人才的诉求，为运动人群进行科学指导，并针对不同人群制定个性化的健康管理模式，显得尤为重要。

根据对社区群众发放的500份调查问卷，我们整理出如下结果。

（一）自身健康状况与对治疗慢性病的看法

1. 被调查者的身体状况

如图3-1所示，通过对图3-1的数据分析，我们可以发现大约有18.8%的被调查者受到了慢性病的困扰。其中，高血压患者占比为5.99%，心脏病患者占比为2.27%，慢性支气管炎、骨质疏松、糖尿病和痛风患者的比例分别为2.07%、2.07%、1.04%和2.89%。这些数据清晰地表明，慢性病在群众中的影响不容忽视。慢性病已经成为影响大众健康的重要因素，这提醒我们应该更加关注预防和治疗慢性病。

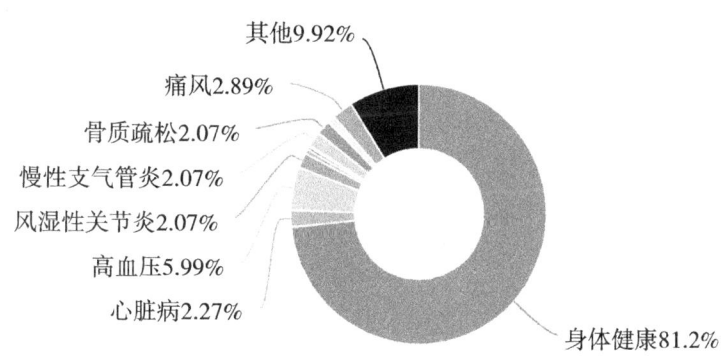

图3-1　被调查群众身体状况图

由图3-2可知，慢性病人群中"最近"感到身体不适的人占17.18%，然而这部分人中有60.24%的人未就诊治疗，多是自行服用药物或采取辅助疗法。从后期的跟踪访谈得知，该类人群不愿意去医疗机构就诊的原因主要为医疗资源紧张，担心无法得到及时和有效的治疗；社区医疗资源的匮乏；症状较轻，可以忍受，并等待身体自行恢复；担心药物带来的副作用，担心治疗会对身体造成进一步的伤害；高昂的医疗费用。

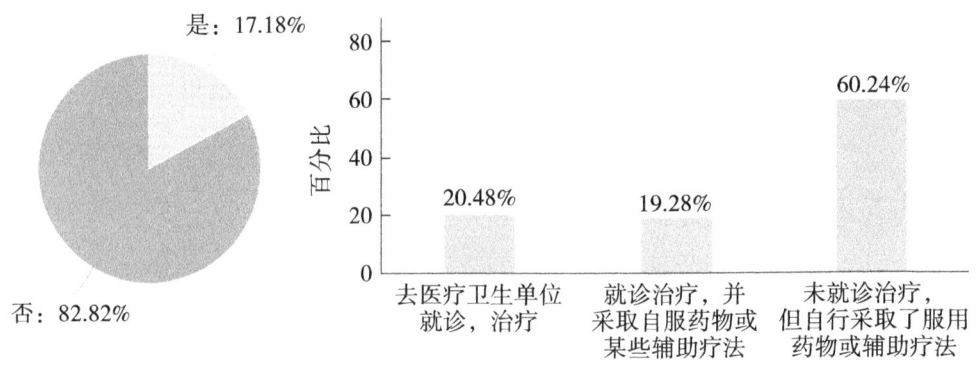

图3-2　慢性病患者调查图

2. 对慢性病的看法

通过图3-3可以看到，有54.96%的被调查者对慢性病的看法是未患慢性病，积极预防。32.44%的被调查者患慢性病，积极治疗。有9.3%的被调查者未患慢性病，对预防持无所谓态度。仅有3.31%的人有慢性病，放弃治疗。随着现代医学技术和科学知识的快速发展，人们逐渐认识到慢性病对身体健康的威胁，从思想上开始重视慢性病，这对于解决长期困扰我国群众体质健康的慢性病问题是一个良好的信号。

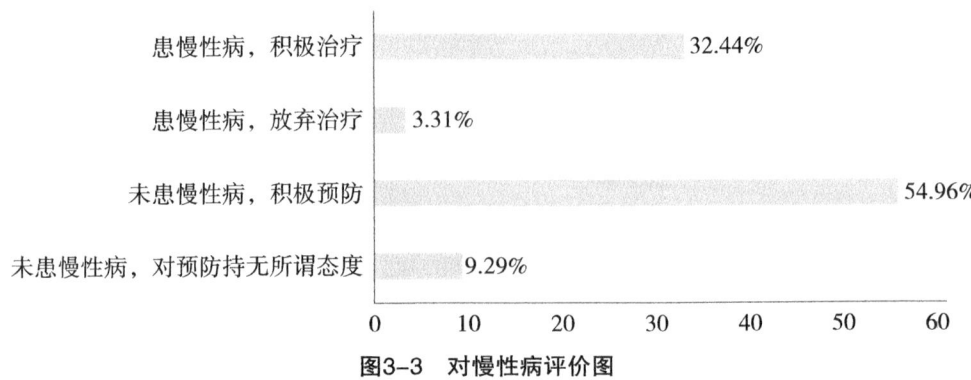

图3-3　对慢性病评价图

3. 大众对体育锻炼治疗慢性病的看法概况

通过图3-4可以看出，倾向于通过体育锻炼治疗慢性病的占比为24.79%。被调查者选择最多的是通过两种或多种形式共同治疗，通过数据后台可以看到这53.72%的人全部选择的是通过控制饮食和通过体育锻炼两种方式。并且通过图3-4可以看到，对于采用体育锻炼的方式，67.36%的人十分支持，19.42%的人比较支持，12.81%的人支持，视改善情况而定。

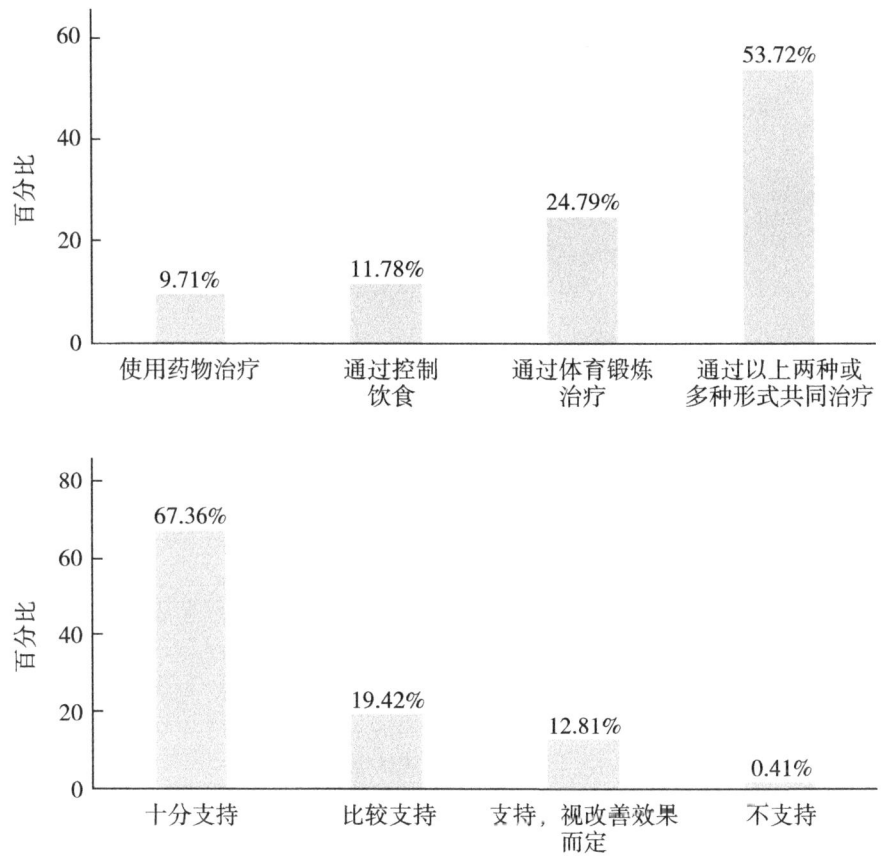

图3-4　慢性病治疗倾向调查图

这些数据充分表明，大多数群众愿意通过体育锻炼或与其他方式相结合的方式来治疗慢性病，并且对此持积极的态度。这表明体育锻炼对慢性病的治疗效果已经逐渐被群众所认识和接受，成了一种被群众认可的治疗慢性病的方式，这为进一步推广和实施体育锻炼治疗方案提供了坚实的群众基础。

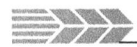

（二）体育公共服务调查

如图3-5所示，从对社区大众进行体育锻炼场地建设的选址及锻炼器材的调查结果来看，有33.88%的人对锻炼场地建设选址满意，33.88%的人比较满意。而对于锻炼器材类别满意度，大多数居民表示满意。

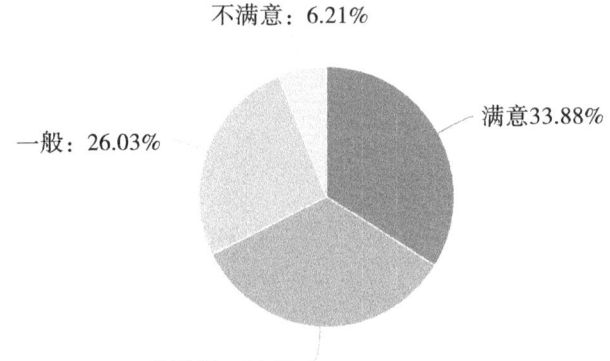

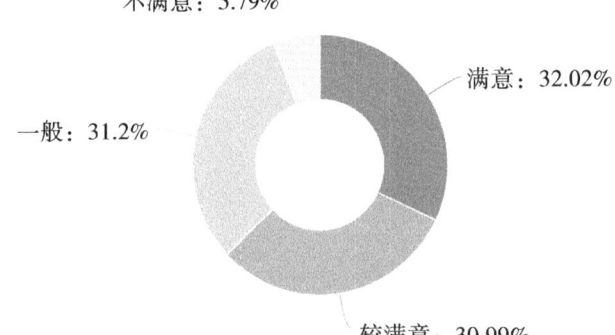

图3-5　锻炼场地选址及锻炼设施类别满意度调查图

部分健身活动需要依托健身器械来完成，结合党的二十大报告精神，我们应以当地城乡居民需求为导向，继续加大和完善全民健身场地和设施供给，特别是对老旧小区、偏远农村地区的健身场地和设施加大服务保障，对一些运动设施进行适老化、无障碍化改造。上述数据反映出群众对锻炼设施类别、选址的满意程度，对未来开展体医融合、实施体育锻炼治疗慢性病方案提供了坚实的物质保障。

根据图3-6中的数据，可以看出大部分群众认为有必要和很有必要开展健身锻炼，持这种观点的人占总人数的93.6%。这说明健身锻炼在群众中有着广泛的需求和认可度。

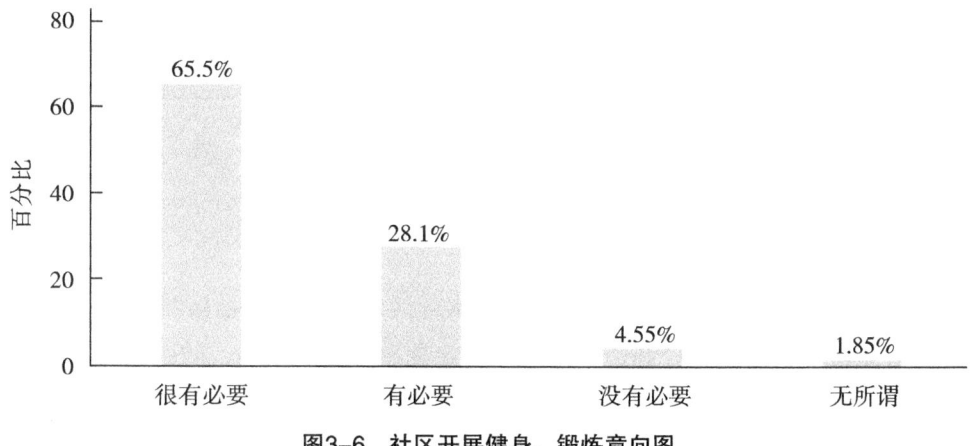

图3-6 社区开展健身、锻炼意向图

随着社会生产方式的变革，人们自由支配时间增多、自由支配的收入提高，使得生活方式发生改变。人们更加注重身心健康，愿意投入更多的时间和金钱进行健身锻炼。健身锻炼不仅可以增强体质，提高免疫力，还可以缓解压力，提高心理健康水平。因此，越来越多的人开始重视健身锻炼，并将其作为调节身心健康的重要手段。

在对影响社区居民锻炼的主要原因中可以看出，场地设施少占48.97%，没有时间占42.15%（图3-7），体育锻炼场地的选址满意度较高，但是场地较少确实是城市健身中的一大通病，市区楼房密集、交通堵塞，很难再建设公共运动场地，除场地设施、离家距离等客观因素，工作时间等主观因素也是影响社区居民体育锻炼的主要因素之一。为了解决场地设施较少的问题，我们建议在社区内开发公共空间，如社区公园或者广场，增设运动器材，为社区居民提供更多的运动场所。同时，也可以尝试与周边学校或单位合作，共享体育场地和设施，以提高社区居民锻炼的便利程度。另外，针对社区居民时间紧张的问题，可以采取多样化的锻炼形式，如瑜伽、晚间健身，以匹配居民的时间安排。重要的是，要加强对公共运动场所的管理和维护，创建安全、舒适、整洁的运动环境，让社区居民能够更加放心地进行锻炼。

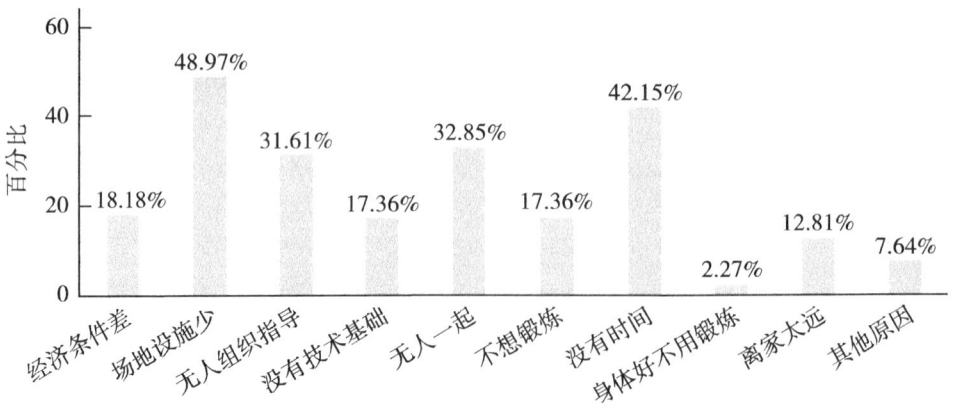

图3-7 影响社区居民锻炼因素图

　　社区居民对社区开展健身、锻炼等体育活动的意愿与社区举行体育类活动的情况密切相关。充分利用社区资源，定期举办体育活动，鼓励社区居民参与，增强他们的健身意愿和兴趣。这些活动的举办可以采取多样化形式，如定期的义工招募活动、健康知识讲座、运动会，以满足不同居民的需求。同时，这些活动也可以作为社区建设的重要组成部分，促进社区居民之间的交流和合作，提升社区整体的健康水平和生活质量。

（三）医疗卫生公共服务调查

　　目前，大多数社区都设有社区卫生服务中心，并且基础医疗设施配置可以满足正常的社区居民的需要，但是个别社区仍存在一定的问题，如有医护人员专业水平低、医疗机构卫生差、设备落后不齐全等问题，这导致了17.15%的社区居民认为社区卫生服务中心的设施资源存在不足（图3-8）。

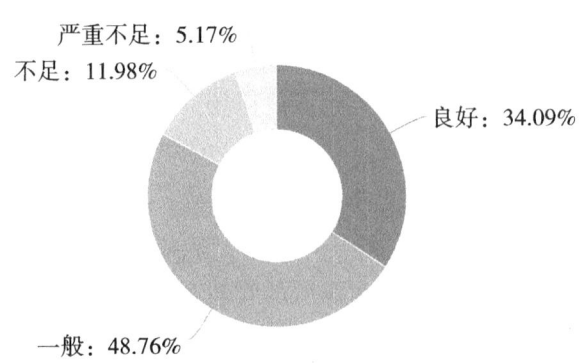

图3-8 社区卫生服务中心（站）设施资源调查图

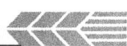

在被调查的认为社区卫生服务中心（站）设施资源存在不足的社区居民中（图3-9），有51.81%的社区居民认为社区卫生服务中心（站）设备落后且不齐全，48.19%的社区居民认为医护人员专业水平低，31.33%的社区居民认为所在的社区卫生服务中心（站）医护人员缺乏，25.3%的社区居民认为所在社区的卫生服务中心（站）卫生条件达不到理想状态。要采取积极措施改善社区卫生服务中心（站）的设施条件和提高医护人员的专业水平，从而提高服务质量和水平。针对设备落后且不齐全问题，可以加强设备更新和维护，提高社区卫生服务中心（站）的设施水平；培训医护人员，提高他们的专业技能，以提高服务质量。为吸引更多医护人员到社区卫生服务中心（站）工作，可以提供更加优惠的待遇和政策支持。对于卫生条件未达到理想状态的问题，可以加强环境卫生管理，保持卫生服务中心（站）的干净整洁。总之，积极关注和解决社区卫生服务中心（站）设施和医护人员问题，可为社区居民提供更加便捷、高效和优质的医疗服务。

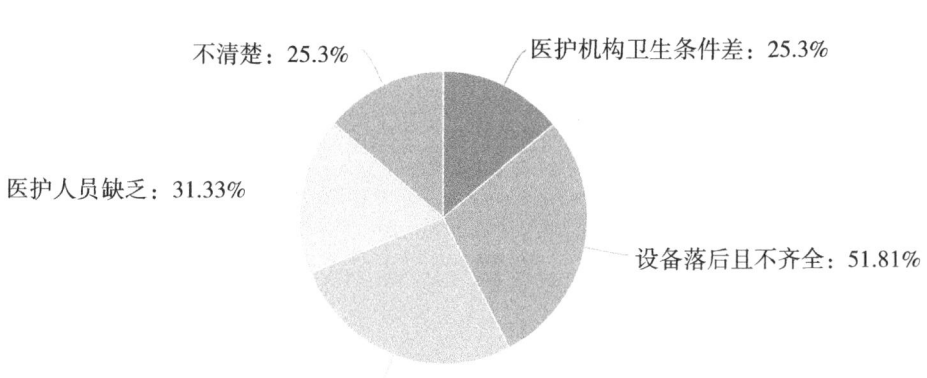

图3-9 社区卫生服务中心（站）设施资源调查图

（四）大众对体医融合的认识

1. 对体医融合概念的认识及了解渠道

通过图3-10可以看出，针对体医融合，44.42%的被调者听说过但不了解，22.93%的被调查者清楚体医融合概念，28.72%的被调查者根本没有听说过，3.93%的人不感兴趣。通过图3-10可以看出，大众对于体医融合的了解渠道最

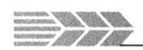
多的是网络和问卷，各占比为37.81%、36.98%。其次从朋友处了解体医融合的概念占比为30.17%。其余的渠道有体育课堂、书籍、媒体，占比偏少，分别为26.86%、23.35%、21.49%。对于体医融合的概念，大部分被调查者只是听说过但不了解，甚至有相当一部分人没有听说过。因此，需要加强对体医融合理念的宣传和普及，提高公众对于健康管理和医疗保健的认识，增强公众参与健康管理的积极性，加强对体医融合理念的研究和推广，从而为其实践落地提供更有力的支持。

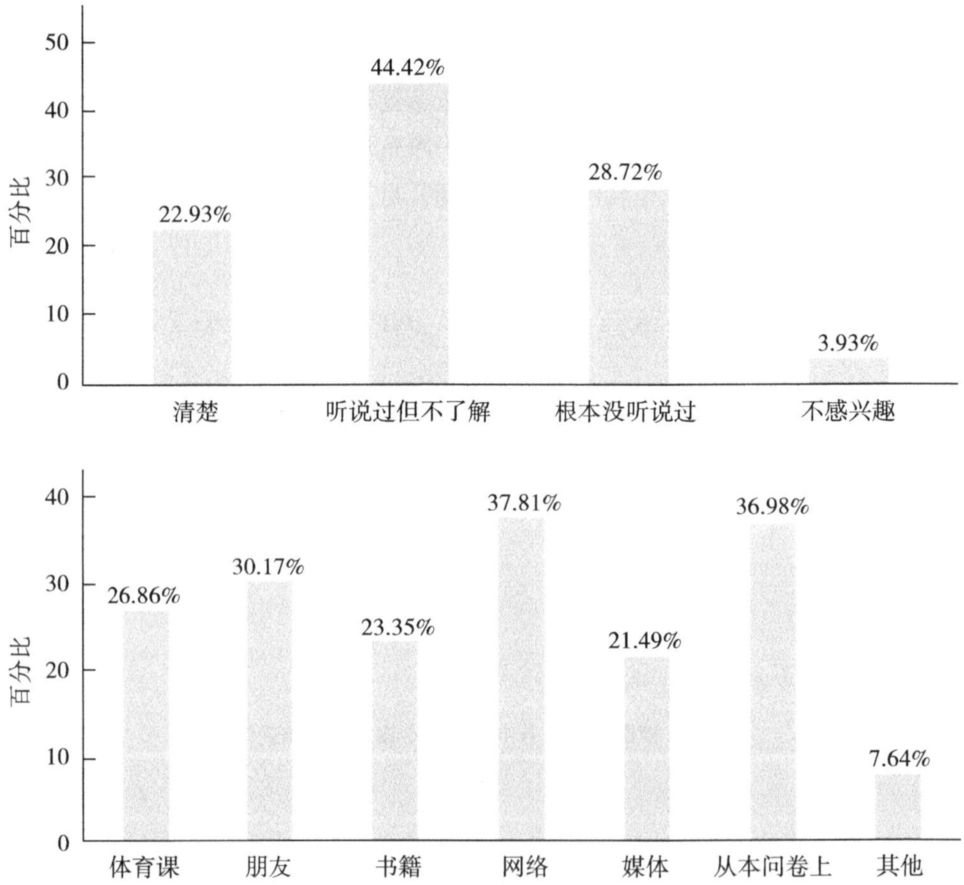

图3-10 对"体医融合"的了解及途径调查图

综上所述，社会大众对于体医融合的理解程度普遍较低，只有少数人能够深入理解其本质。大部分人仅停留在听说的层面，缺乏深入的了解。这种状况表明，体医融合工作在宣传上还有所欠缺。当前，体医融合的宣传主要依赖于

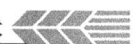

体育科研人员和体育工作者，他们在体育课堂、网络和科研活动中进行宣传和普及，但这种方式的覆盖面有限。而负有宣传使命的媒体对于体医融合领域的报道和关注度明显不足。为了改善这一状况，应该从更广泛的层面加强宣传。不仅要在体育领域内进行普及，还要拓展到社会的各个角落，让更多的人了解体医融合的重要性和实质。

2. 大众对体医融合的态度

社会大众对体医融合进社区的需求和期望较为明显，从图3-11中我们可以看到，有42.56%的人认为体医融合进社区特别必要，而39.46%的人认为有必要。这表明大部分人对这一举措持肯定态度。

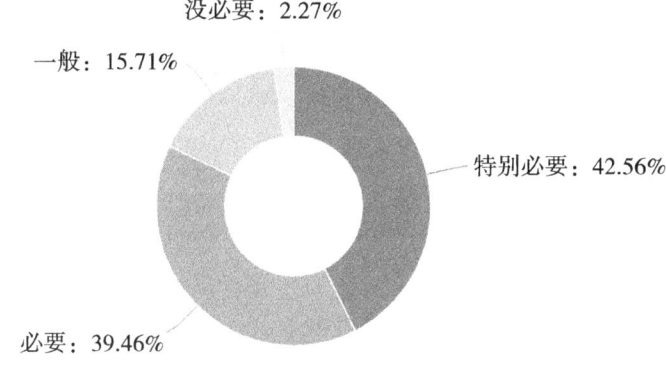

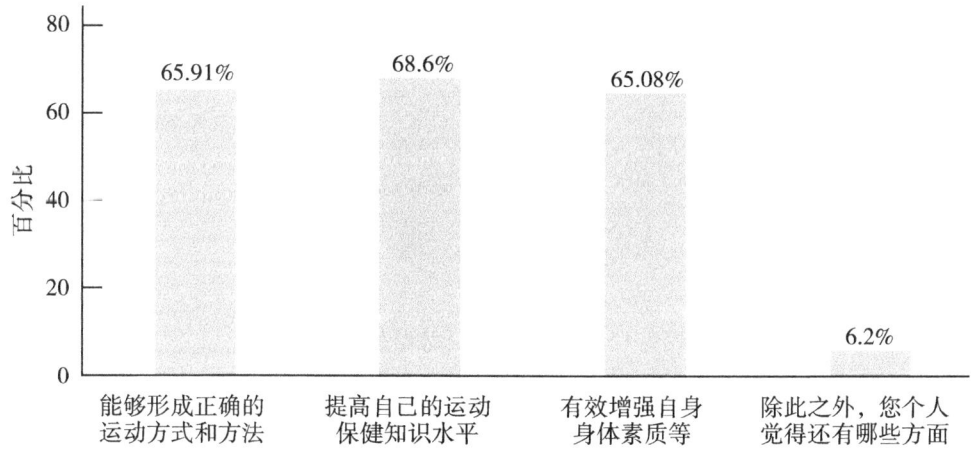

图3-11　"体医融合"兴趣分布图

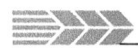

超过一半的人（65.91%）希望通过体医融合进社区，在专业指导下形成正确的运动方式和方法。同样，有68.6%的人希望在专业指导下提高自己的运动保健知识水平，而65.08%的人希望增强身体素质和提高免疫力。这表明，大众对运动保健知识和个人身体素质的关注度很高。

综上所述，社会大众普遍认为体医融合进社区是非常必要的，他们希望通过这种方式获得专业的运动指导和健康知识。为了满足大众的需求，我们可以在社区开展运动健康知识讲座、开设体育课堂，并提供在线健康教育资源等。这些措施将有助于加强居民的健康知识普及和锻炼指导，为社区居民提供更加全面、专业的健康管理服务。

（五）体医融合服务需求调查

通过图3-12，我们了解到社会大众对体医复合型人才培养的看法。其中，54.13%的人认为培养体医复合型人才非常必要，而36.78%的人认为有必要。这表明大众普遍认为培养体医复合型人才是非常必要的。

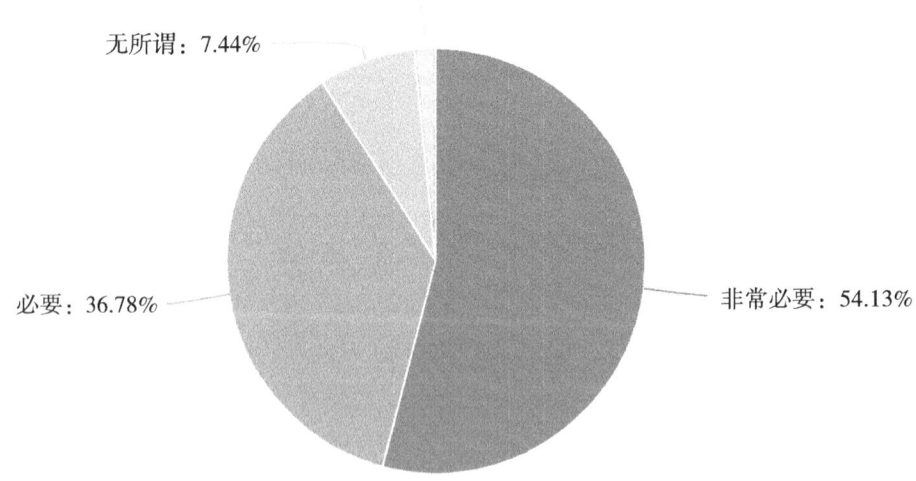

图3-12　体医复合型人才培养态度图

鉴于大众的这一观点，我们应该加强对体医复合型人才的培养和推广。通过提供专业的教育和培训，培养更多具备体育和医学知识的复合型人才，以满足健康管理和医疗保健行业的迫切需求。培养更多的体医复合型人才，不仅

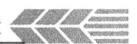

有助于提升整个行业的专业水平，为民众提供更优质的健康管理和医疗保健服务，同时也是推动行业发展和社会进步的重要保障。

通过图3-13可知，对于医生与体育专家的共同指导，45.04%的人认为特别需要，36.16%认为需要。医生与体育专家的共同指导可以让居民在运动过程中更加科学、合理地锻炼，避免运动不当导致身体损伤和健康问题，同时更好地保障居民在健康管理方面的权益。因此，我们应该在社区中加强医生与体育专家的合作，开展健康管理和医疗保健的综合服务。可以通过联合推出健康管理项目、开展专业的健康管理培训等方式，加强医生与体育专家的协作和合作，提高居民的健康水平和健康意识，从而助力实现全民健康。

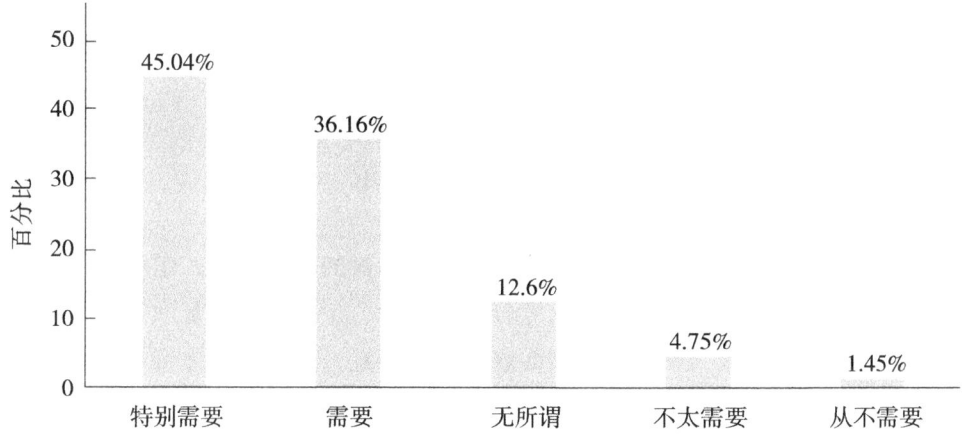

图3-13　医生与体育专家共同指导意向图

综上所述，在对问卷进行分析后显示，患有慢性病的社区居民均会采取措施积极治疗，身体健康人群对待慢性病也会积极预防；在调查的社区居民中，大部分人对进行体育锻炼治疗慢性病持信任态度。虽然社区居民对体育锻炼十分积极，但是锻炼场地、公共锻炼设施较少成为社区居民无法进行理想的体育锻炼或者降低体育锻炼积极性的主要原因；大多数社区均设有社区卫生服务中心，并且基础医疗设施配置可以满足正常的居民需要，但不排除个别社区卫生中心（站）存在医护人员专业水平低、医疗机构卫生差、设备落后不齐全等问题；社区居民对"体医融合"及"体医复合型人才"概念了解较少，在了解后对"体医融合"及体医复合型人才培养较为支持，将体医复合型人才融入社区的意愿也十分强烈。在社区居民身体健康知识普及力度提高的大环境下，应加强在各社区中宣传"体医融合"的力度；普及"体医融合"知识，从而有利于

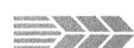

体医复合型人才的培养以及工作岗位安置；加强体医复合型人才培养的全面性；健全社区医疗、体育锻炼基础设施，同时提高社区医疗卫生人员的综合素质，增强社区居民对社区卫生服务中心（站）的信任，提高社区居民参加体育锻炼的积极性；从体育与医疗两方面共同加强对慢性病的预防与治疗，为"体医融合"的宣传及"体医复合型人才"的培养奠定理论基础。

二、体医复合型人才的高校诉求

在健康中国背景下，体医复合型人才培养是国家近年来关注的重点，这关联到公民的健康及社会体育和社会医学的可持续发展。新时代健康中国政策提出"促进体医融合发展"，为中国体医复合型人才培养走向高质量发展指明了方向。

（一）高校对体医复合型人才培养的诉求

在健康中国背景下，各高校相继开展交叉学科的联合培养，学科交叉融合成为新的发展趋势。从人才培养角度看，解剖学、生理学、康复学等皆是体育学和医学的主干课程，学科之间存在着天然的联系，这是由于体育学和医学的研究对象共同指向人这个载体，这奠定了学科融合的可行性。群众对体育健身锻炼与医疗健康服务的多元需求，使"势单力薄"的两个学科主动寻求合作融合、优势互补，体医融合便应运而生。

对于体医复合型人才的培养，关键在人，这里的"人"有两层含义：一是体医融合的服务对象是广大群众，二是推动体医融合落实操作需要人才智力支持。国家卫生健康和体育部门以"培养+培训"为主要模式，鼓励体育院校与医学院校开展联合办学，增加社区卫生服务机构对运动人体科学、运动康复专业毕业生的聘用，加强对社区医务人员有关运动知识的培训，多措并举推动体医融合专业人才培养。而目前存在着"体不懂医、医不懂体"的现象，这不仅是政策落实不及时造成的，也是学科割裂所导致的。对于究竟是医学院培养体医复合型人才还是体育学院培养体医复合型人才的话题，始终是研究热点。

对于医学院而言，医患关系是近年来的社会敏感话题之一，在医生与患者交流沟通的过程中，由于信息不对称、患者迫切需要治愈的心理倾向等原因，

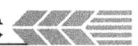

往往导致患者易陷入被动，产生所谓的"弱势群体"观点。正确看待医患关系，其本质可归结于供需关系，医生是专业医学知识的提供方，患者是康复需求方。从供需角度看，由于患者的需求关系到自身身心健康，涉及个人最核心利益，故同样是针对肥胖的运动处方，患者对于医生建议的重视程度会比社会体育指导员的高，这进一步导致接受和实施程度的差异化，从而影响慢性病防治效果。这一事例看起来简单寻常，却对体医融合的实效性影响较大，必须引起高度重视。"医学生"指医学院校的学生，是准医生，是未来卫生健康事业的主要推动力量。从上述大众朴素情感场域来看，尽早培育医学生的体医融合意识和能力，使其带着体医融合方法、技术走上医疗工作岗位，成为推动体医融合实现高质量发展的核心要素。患者尽快康复的愿望迫切而强烈，对医生提出的要求和建议表现出较强的依从性。针对慢性病而言，医生开具的运动处方仅限于诊断治疗，虽然结合体医融合的方法或技术，医生的职责仍是在门诊就诊，而后期的训练及运动动作的规范则需要专业的人员进行指导，这并非一朝一夕所能完成。综上所述，对于医学院培养体医复合型人才，除专业知识外，更加具有针对性的指导岗位也是必不可少的。

对于体育学院而言，虽然体育教学在不断改革，但仍有短板。目前体育教学中实践课占据比重较大，往往很多学生忽视了对体育理论知识的学习，因此对理论知识的认知较为浅薄。由于没有基础理论知识的支撑，导致在运动中无法处理一些突发伤害。在体育教育专业的课程设置上，重技能课程而轻理论课程，学生忽略了对"运动解剖学""运动生理学""体育保健学"这些理论性比较强的课程的深入学习。在课程教学模式上，基本是教师整本书填鸭式进行知识传授，忽略教学成效。由此可见，在体育教学中，需要将实践与理论知识相结合，达到真正科学健身的目的。体医复合型人才的培养不仅是满足大众健康需求和逐步解决群众看病难、看病贵等问题的特殊要求，也是高等医学院校体育教学发展的必然趋势。这不仅可以推动体育教育和医学教育的发展，还可以推动社会体育和社会医学的发展。在"体医融合"人才培养模式中，学生参与社会体育活动和社会医疗活动将会越来越多，这对全民健身运动的推动、预防疾病的发生有着非常重要的作用和深远的影响。"体医融合"对健康的推动是全方位的，是防治因生活方式不良而导致的疾病的新载体，是一项低投入、高产出、高效益的举措，在健康推动和解决百姓看病难、看病贵问题中发挥了不可替代的作用。运动康复专业作为新兴专业，将体育、健康、医学、康复有

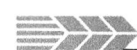

机结合，相对于传统康复医学而言，运动康复更强调以运动为手段，最大限度发挥运动在疾病治疗、机体功能恢复中的重要作用，这也是体医融合疾病管理与健康服务模式的主要体现。但我国康复医学教育发展相对滞后，康复医学专业技术人才储备不足、人才培养落后，缺乏成型的运动康复专业人才的培养模式，这是限制其发展的瓶颈之一。

除了医学院与体育学院单独培养外，双方进行联合培养也是必然趋势，例如聊城大学体育学院，在社会体育指导领域运动康复方向研究生的培养模式中，缩减公共理论课程，增加专业理论实践课程，将专业硕士的培养全面放在专业能力实践上，聘用当地三甲医院康复科主任、某运动康复公司总经理等作为校外导师，而校内也有运动康复、运动生理、运动生物力学等专业教师作为导师，充分体现了学校与医院、学校与社会之间的有机结合。学校内外相互联动、相互配合，为体育学院学生注入交叉学科的知识，丰富其理论，提供多方位的实习平台，注重其实践。

高等体育院校、医学院校及其他院校应紧盯社会发展趋势，把体医复合型人才培养纳入学科建设、专业发展计划。有计划地开展知识和技能培训，使体育教师系统学习相关医学专业课程，医学专业教师掌握一定健身知识，了解体育运动一般规律，造就一支素质优良的体医复合型人才师资队伍。要使医学院校的学生掌握一定的体育健身知识与方法，为患者的体育锻炼做出正确的指导，体育院校学生应具备一定的医学知识与技能，能够运用医学的思维和方法进行健身指导。医学与体育高校也可以立足各自所长，优势共享，通过联合办学的方式培养体医复合型人才。这是现代医学和现代体育发展的重要特征，也是新形势下高等院校体育教学和医学教育改革的必然趋势。

（二）社会政策对体医复合型人才培养的诉求

1. 宗旨诉求：解决系统性健康问题

有数据显示，我国居民超重肥胖问题不断凸显，6～17岁、6岁以下儿童青少年超重肥胖率分别达到19%和10.4%，一系列慢性病患病/发病率呈上升趋势。

我国每年因慢性病死亡人数高达737.6万人。"适量运动"是世界卫生组织（WHO）提出的健康四大基石之一。在促进身体健康方面，体育锻炼起到了明显的作用，但如果同时借助医学手段进行预防和治疗疾病，可使个体在身体

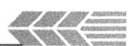

机能、功能恢复、心理适应、社会适应方面大大改善。我国慢性病确诊人数增多，不仅威胁患者的身心健康，而且间接引发了国家医疗资源的过度支出、分配失衡等种种次生问题。同时因我国医疗服务体系不健全，人口老龄化速度上升，从而造成了基本医疗卫生服务体系比例失调、结构不合理等一系列健康机制性问题。因此，社会该用何种途径来有效遏制慢性病人群增长，达到国民健康服务需求、填补医疗卫生资源短缺、缓释医疗卫生服务体系压力等目的，将是未来国家对体医复合型人才培养的必然需求。

2. 方案诉求：行动规划的预先设定

在公民对健康的迫切需求下，打造体医复合型人才队伍，将体育和医学二者相互结合，改善公民健康状况，是促进全民健康的必由之路。当前，体医融合复合型人才受到社会各界的广泛关注，将体医复合型人才培养上升至政策层面成为社会公众及各类利益团体的共同期望。体医复合型人才培养要付诸实践，就要对社会、政治、经济、技术、文化等现实基础进行可行性分析，设计出可达到目标的手段、措施或行动策略的指导纲要，科学预测未来条件及方案执行结果的动态影响，进而对各预设方案的绩效结果进行评估、比较，最终确立最优化的决策方案。因此，我国迫切需要大批既具有一定医学知识，又懂得科学健身的复合型人才，这也是社会、政府对培养体医复合型人才的高度诉求。

3. 执行诉求：政策执行的运用逻辑

培养出一支优秀的体医复合型人才队伍，最关键的是如何实施执行。体医复合型人才政策执行首先要满足复合型目标群体的公共健康需求，保障制定与实施手段，通过政策执行的合理预设，推进政策宣传、实施、监控等执行活动的开展。由于复合型人才难免存在基础知识和认知方面的差异，以及缺少二者相互配合的默契性，因此需要加强政策执行的差异整合作用，运用各种融合手段，推动二者在政治、经济、文化、教育等多维度层面的融合，明确执行目标、目的，避免二者之间存在"你不懂我，我不懂你"的弊端。

（三）健康中国背景下体医复合型人才的就业诉求

《"健康中国2030"规划纲要》从顶层设计了我国在未来一段时间进行健康中国建设的行动安排，指出健康中国建设需要更加健全的制度体系、更加

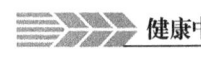

协调的领域发展、更加普及的健康生活方式及更加完善的健康水平。体医融合作为健康中国建设的一个重要举措，必然涉及体育学与医学的交叉融合，专门性、应用型人才是推进体医融合向纵深发展的关键因素。随着我国慢性病人群的日益增多，以及身体活动干预慢性病的功能逐步被挖掘，如何增强体育运动对慢性疾病的有效干预作用，推动体医融合，是社会对我国体医复合型专业人才培养的主要要求。具体体现在，体医融合复合型人才能够在慢性病领域进行积极的防控、治疗、康复及保健，推动宣传积极的健康生活方式、提高全民身体素质。体医复合型专业人才作为既掌握人体运动科学理论与运动技能，又熟悉现代康复治疗技术，还懂得运动损伤防护的应用型专业技术人才，弥补了体医融合专业人才缺口，能够有效地解决我国在体医融合推动过程中面临的人才知识技能不到位问题，以满足社会需求。

目前，体医复合型人才的就业方向以康复治疗师、体育指导师、高校教师等为主，主要在医院康复科中为患者做身体康复，在体育队中为运动员进行肌肉放松，在高校当教师。但是由于种种限制，这些就业方向都存在着一定的局限性，社会对于体医复合型人才的需求较少，对体医复合型人才的定位不准确，因而导致人才流失。医院对这些人才的认识也存在差异，以至于医院和康复诊所等单位会十分谨慎的对待这些人才，而各级运动队和体育队对康复师的需求较少，岗位极易饱和，对人才的吸收较少，进入高校则更是难上加难，因为高校一般都要求硕士和博士学位，能进入高校的人员也是寥寥无几。而体医复合型学生考取康复治疗师资格也可能会因为种种原因无法达成。在江苏、广东、浙江、四川等地，有些学生在已经考取康复治疗师初级证的情况下，再去考取中级证时，却以专业不符合要求为由而被拒绝。目前，我国各种健康问题越发严重，各大高校也都在加强体医复合型相关专业的学科建设，报考康复治疗师证也逐渐成了热门。但是，目前尚未有国家层面的文件颁布，体育院校的体医复合型学生在报考康复治疗师和取得相关证书方面仍有限制，而且由于部分官员和医学界人士对体医复合型相关专业的课程设置和人才培养方案的认知存在局限，在体医之间形成了堡垒，导致体医融合人才不能正常进入社会所需要的岗位。

各地体育院校在对体医复合型人才进行培养时，应以学科培养为着力点，应坚持以需求为导向，从社会的需要出发，根据学院和专业的自身优势及当地经济和政治的实际发展情况，以服务地方需求和促进社会发展为教学理念，以错位发展和特色发展为主，在人才培养时，更加注重个人需要、区域需求和企

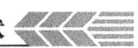

业需求，从三个维度全面提升对体医复合型人才的培养，通过能力、知识和素质三方面全面提升体医复合型人才的就业竞争力。在坚持需求导向的基础上，还应该注意强化实践教学，实践教学能够很好地将所学到的理论知识和认识加以巩固，这是培养具有创新性人才的一个不可或缺的环节。因此，院校培养时应以就业为导向，从多个维度去巩固教学。第一，应发挥职业的引导作用，将课上的康复知识与课下的实践相结合，使其融为一体，建立灵活并有差异化的培养方案；第二，应以能够胜任岗位的培养为核心，以岗位为中心，为学生确定教学内容、体系和形式；第三，在实践教学的过程中，应将情感、知识和能力等指标融合在其中，培养学生的合作意识和与他人交往的能力，强化其人际关系。

体医复合等应用型人才的培养还应与企业和事业单位开展深层次的合作，强化企事业单位的主体性，以产业和教育融合、学校和企事业合作为价值取向，地方院校在制订体医复合人才培养方案时，应根据企事业单位的需求进行培养，使学生在毕业后能够得到较好的发展，企业在招收毕业学生时能够降低培养成本，能够获得较高归属感和忠诚度的企业员工。可邀请企业深度参与学生培养方案的制订，以此来达到这种效果，如体医复合型人才专业规划、课程设置、教学设计等过程，教学内容与企事业单位的需求相符合，这也是体医康复型人才的就业诉求之一。

体医复合型专业人才培养理念和目标的更新，是推动体医复合型专业人才培养模式变革的基础，只有明确体医复合型专业人才的培养目标，才能进一步对体医复合型专业人才培养模式的其他组成要素进行重组，政府、市场、高等院校是决定体医融合背景下体医复合型人才培养目标的关键。体医融合的最终目的是为人民提供切切实实的服务，既懂医疗又懂体育方面的人才是提供这一服务的关键，新时代的体医复合型专业人才培养需要调整办学定位，从而紧密契合体医融合需求。其一，政府要从宏观顶层为体医复合型专业人才培养提供基本方向；其二，市场企业要积极主动地将自己的人才需求反映给人才培养单位，为体医复合型专业人才培养提供市场支持；其三，高等院校作为体医复合型专业人才培养的最终落实单位，要以"人才培养"为起点和终点，综合政府和市场的需求，量身制作体医复合型专业人才培养需要的规章制度、课程体系、就业导向等内容。只有政府、市场、高校三者相结合，才能制定出体医复合型专业人才培养目标，使之能够充分胜任慢性病的预防、治疗、康复等工作。体医融合的实质是由体育学科提供手段和方法，医学学科提供思路和路径，用医学的思维方法和知识体系将常见的体育运动方法进行归纳和总结，使

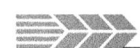

之处方化，变得更具有针对性、实用性和科学性。学校体育部门可利用现有设备和人才资源，成立健康体适能与运动健康管理中心，面向健康人群开展各种健康危险因素的全面监测、分析、评估，制定运动处方，实施运动干预，降低健康风险，促进健康习惯养成。开设项目可由小到大，由广到深。主要建设项目有：开展院校师生体质健康监测，建立健康档案；与当地政府、体育局协商，承接国民体质健康检测项目，编制所在地市民健康白皮书；开展体育保健与康复专业培训，多元化培养学生，拓宽学生就业渠道；开展太极拳、健身气功、八段锦、六字诀等传统体育课程教学或讲座，面向大中小学、社区持续推广普及传统体育健身养生方法；结合"互联网+"，普及"体育与健康"知识，实现体适能检测、运动处方开具、减肥与形体塑造指导、运动康复矫正等网络预约健康项目一条龙便捷服务。

体医融合是"发展体育运动，增强人民体质"、实现全民健康的重大举措，也是疾病预防、治疗与康复的重要内容。近年来，国家体育总局和体育院校对体医融合、普及推广运动处方热情高、干劲大。体医融合的疾病预防管理与健康服务模式也需要大批具备医学素养与体育专业技能的复合型人才。人才是推动"体医"领域发展的技术核心，高程度的专业分工及细化的专业服务模式，需要跨学科整合人才。医务人员虽然知道体育锻炼的重要性，但不具备体育指导技能，无法开具行之有效的运动处方。体育专业人士虽具备指导有效锻炼的专业技能，但缺乏相关的医疗卫生知识与康复保健知识，以及健康领域的话语权，难以针对民众提供体育健康干预服务。因此，进一步提高全民科学体育锻炼的指导水平，培育跨学科领域人才显得尤为重要。

人口老龄化是指某一人口中老年人口的比例不断上升的动态过程，是经济实力不足、社会承受力相对较弱的条件下人口老龄程度超前于社会经济发展水平的一种"未富先老"的社会现象。我国早在1999年就已进入了老龄化国家行列，60岁及以上老年人口占总人口比重超过了10%。之后我国老年人口保持继续增长的态势，老龄化问题日趋严峻。根据数据显示，2019年，我国60岁及以上老年人口数达到2.53亿，占总人口的18.1%，65岁及以上老年人口占总人口的12.6%，20年的时间，我国老年人口迅猛增长，老龄化程度持续加深。《国家人口发展规划（2016—2030年）》文件显示，我国老龄化水平及增长速度将在2025年明显超过世界平均水平，60岁和65岁以上人口占总人口比重将分别达到20%、14%，这意味着我国将迈进中度老龄化社会。预计到2050年，中国老年人口规模将达到4.7亿人，占总人口的比重将超过30%，我国将成为全球人口老

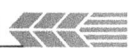

龄化程度最高的国家之一。从2019年底到2050年，中国老年人口将从2.53亿增长到4.7亿，这意味着平均每天约有2万人迈入花甲之年，每小时约有800多人进入老年。4.7亿还只是2050年这一年的老年人口数量。从2019年底到2050年的31年里，将约有5亿老年人口离开人世。这说明，从现在到2050年，我们将要养活的老年人口总流量大体在10亿左右。更长远地看，到21世纪70年代以前，中国一直是世界上老年人口最多的国家。中国人口老龄化的严峻形势广受关注。

体育服务于老龄化社会治理的理念，即针对人口年龄结构不断老龄化的客观事实，整合各方资源最大程度地发挥体育的社会功能，通过体育的手段或利用体育的自身优势来实现在老龄化社会治理中的多元价值，并助力于老龄化社会治理，达到最终的战略目标。"健康老龄化"的理念是关注老年人群的健康状况和医疗保健发展，延长老年人的健康寿命，帮助老年人维持更好的健康状态。我国老年人的健康问题是老龄化过程中最基本、最重要的问题，只有在身体健康的前提下，老年群体才能进入养老状态，才能拥有更好的晚年生活，健康老龄化也是实现"老有所养"目标的最根本途径。多种研究表明，体育对促进身体健康方面具有积极的作用。相关数据显示，身体长期缺乏活动，会增高慢性疾病的患病概率，也是引发全球死亡的第四大诱因，导致全世界每年约320万人死亡。老年人随着年龄的增大，身体疾病也相对较多，慢性疾病成为当前老年人口患病率最高的疾病。体育锻炼是一剂良药，长期规律地、积极地进行体育锻炼，不仅可以有效改善个人的健康状况，促进老年人的新陈代谢，还能有效预防糖尿病、心血管疾病、骨质疏松等慢性疾病。对于已患病的老年群体，适当的身体活动有益于疾病的康复、缓解病痛、减少死亡率等。国务院在2017年颁布的《"十三五"国家老龄事业发展和养老体系建设规划》中明确提出，"要加强老年人健康促进和疾病预防，不断加强老年体育健身"。老年人通过体育锻炼不仅能促进身体健康，而且对心理健康也具有积极的影响。例如，老年人在体育锻炼的过程中可以放松身心、宣泄情绪、缓解和释放心理压力、结交朋友、促进交流等，从而达到一种轻松、快乐和积极的状态。可见，无论在身体、心理还是社会适应方面，体育都是一剂良药，体育锻炼已经成为促进老年人身心健康、防治疾病的核心手段，对促进健康老龄化起到重要的作用。在老龄化时代，无论是医院还是社区养老，对体医复合型人才的需求量都日益增长，人才缺口巨大，社会的就业诉求非常明显，与培养单位密切结合，才能满足社区居民的需要。

体医复合型人才是实施体医融合服务的关键，影响着我国体医融合服务的

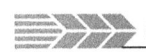

健康可持续发展。体医复合型人才既要掌握医学相关知识，更要储备一定的体育运动知识，属于贯通体育与医学领域的复合型人才。2016年全国两会提案数据指出，目前中国约有3.6万人具备康复治疗师资格，每10万人口中只有2.65名康复治疗师。与西方国家相比，我国康复治疗师缺口较大，这制约了体医融合健康服务的发展。据了解，我国社会体育指导员90%为二级、三级，专业化水平较低，缺乏相应医学知识，因此在指导老年人、慢性病患者等特殊人群进行体育健身的过程中存在困难，无法满足居民的个性化健身需求。由于体制的原因，健康服务行业与体育业隶属不同部门管理，体育和医疗服务业相对独立，在各系统内的流通中缺乏灵活性。另外，我国高校在培养体医复合型人才方面具有局限性，在学生的课程结构安排中理论课程占大部分，实践课程则较少，导致学生实践能力较差，高校课程设置无法满足现代社会对于体医复合型专业人才的需求。随着改革开放、市场经济的持续推进，我国服务业得到了快速发展，在GDP中的比重接近六成，其中健康事业和产业发展显示出广阔的前景与迫切的需求，但也遇到了一些问题和障碍。一方面，我国人口基数大，老龄化速度加快；慢性疾病患者多，术后调理和运动康复需求大，健康咨询指导、健康服务事业和健康产业需求很大、发展很快；健康运动人才需求大，但存量小、教育培养不足，宏观管理和行业规范跟不上发展需要。另一方面，卫生和体育等部门长期处于两个行政部门管理的不同领域，导致兼顾卫生医疗和健康运动两个领域的职业或执业标准欠缺、体医融合人才奇缺。要促进健康事业和健康产业发展，促进公共卫生事业发展，推进疾病预防与疫情防控，实现健康中国行动目标，亟须推进体医融合发展，积极有效地培养复合型的体医融合人才，拓展人才就业的新领域与新途径，为就业高质量发展提供新渠道与新天地。

第二节　体医复合型人才的培养现状

一、体医复合型人才的需求现状

自健康中国建设实施以来，"体医融合"的观点得到了党中央高度重视和社会各界的广泛关注。国务院颁布的《关于加快发展体育产业促进体育消费的若干意见》《"健康中国2030"规划纲要》等政策意见相继将"以体促健"列

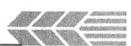

入其中，并强调：要促进康体结合，发挥体育锻炼在疾病防治及健康促进等方面的积极作用。

全民健身已是时代发展的大势所趋，且迫切需要一批既懂体育又懂医学的高素质人才。传统体育教学模式已不能适应人们的需要，应在体育与医学相结合的基础上，更新教学观念，这要求学生掌握相关的医学知识和扎实的体育技能，并在实践中运用这些知识为全民健身服务。

彭超在《"体医"融合视域下城市社区老年健康服务的实施路径研究——以济南市为例》中指出，人口老龄化问题日益严重，老年人口数量逐年上升，同时老年人健康问题日益突显，尤其是老年人慢性病问题。体医融合打破了以往体医分裂的状态，以一个全新的视角促进老年人健康生活。同时，《"健康中国2030"规划纲要》也明确提出，要加强体医融合的广度和深度，以解决老年人等重点人群的健康问题。然而，目前国内外的大多数研究将着力点落到了运动促进老年人健康、医学改善老年人健康方面，在缺乏体医融合视域下，两者要紧密结合促进老年人健康生活。且相关政策和部门尚不完善，老年人体医融合的认识较为浅薄，人才短缺从而引起宣传缺乏，且监测体系不完善。

很多学生重视体育技能，忽略体育理论的学习，在出现损伤事故时，不能达到很好的治疗效果。所以，对事故损伤的处理应该作为重点课程，要求学生必须掌握。掌握一定的体育医疗技能和医学常识，有助于促进体育教育的良性、快速发展，同时也能保证人们在运动过程中减少损害。当前，传统的教育观念已不适应新时代的发展，必须让学生形成"与时俱进"的观念，把体育与医学结合起来，注重培养学生的理念，更新体育课程，为提高人民素质作出贡献。

为了进一步落实体医复合型人才培养，要对专业人才培养工作实施中潜在的社会机遇展开分析。综合国家人口数据可知，我国从2005年以后，开始步入老龄化阶段（年龄超过65岁的人数超过总人口数量的10.0%）。与此同时，社会将投入大量的医疗保险费用于老年人管理，这笔投资将在一定程度上对我国社会经济发展造成负面影响。为了更好地解决这一问题，地方政府成立了针对老年人的集中康复与保障中心。但相关机构的运行需要大量的人才作为支撑，因此，有理由认为目前体育教育专业人才在市场内具有较好的发展与就业前景。小康社会的全面到来，在一定程度上改善了群体的生活质量，在此种生活背景下，社会群体的个人可支配财产增加，越来越多的群体开始重视生活的质量与品质，人们也逐渐从物质消费向精神消费递进。与此同时，体育产业的发展呈现一种社会化趋势。在此种产业发展背景下，与体育行业相关的辅导机

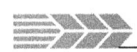

构、健身机构、娱乐机构的发展越来越迅速，对应产业对于专业人才的需求量也开始增加。在对体育教育产业的市场调查中发现，截至2021年，体育专业教育指导人员的总数翻倍，但教育指导人员与对应学习人数的比例仍为1：6000，这也从侧面反映了我国现有的体育教育专业人才在市场中的严重不足。与此同时，体育教育指导部门发布了《全民健身指南》，要求参与体育运动健身的群体，每1000人中至少需要配备3~5名体育指导人员。因此，可认为市场体育行业的发展为体育教育专业人才带来了新的就业机遇。

华建军在《中老年人对"体医融合"的认知、需求及促进研究》中指出，在居民日常的健身活动中不仅需要专业的社会体育指导员的指导，也需要医生的医务监督。许多慢性病患者的体育康复活动更离不开医生的指导与参与，调查中显示14.8%的居民表示非常需要，53.7%的居民表示需要医生在体育锻炼中进行指导。有接近70%的人想要得到医生的健身指导，居民的体育观念有了很大的提升，对于体育的认识也不仅仅局限于"竞技体育"，居民希望自己的体育锻炼能得到科学的指导，"体医融合"的发展对居民来说已经是迫切的需求了。居民的体育健身往往缺少医生的参与，健康中国战略的推行对"体医融合"的发展提出了新的要求，在医务方面的薄弱环节要加强，将广大的医疗力量投入"体医融合"的建设。

二、体医复合型人才的培养现状

在目前的网络环境下，健康知识涉及面广、环节多、专业性强且发展速度快，结合健康中国背景，各医学院校及体育院校均对体医复合型人才培养方案进行了不同程度的规划，本部分针对医学生及体育生进行了相关的问卷调查，以了解其对"体医融合"概念的了解及所在院校开设"体医融合"相关课程的情况。

（一）医学专业大学生调查问卷结果分析

1. 基本信息概况

（1）所在年级分布

由图3-14可以看出，在整个调查群体中，本科一年级的学生参与问卷调查的积极性最高，占56.77%，明显高于其他年级。

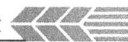

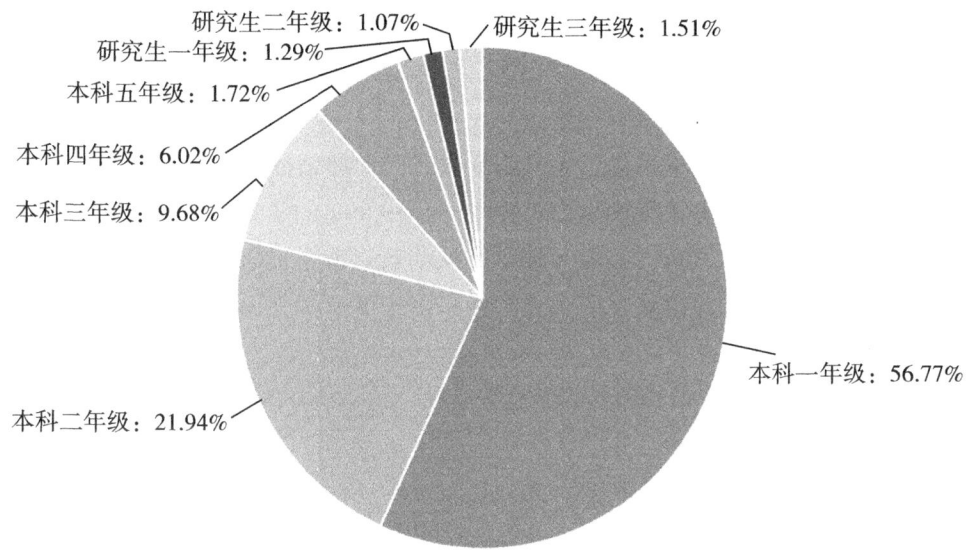

图3-14 调查群体所在年级分布图

（2）所学专业分布

如图3-15所示，护理专业的学生约占总人数的1/2，该专业学生具备良好的医学、预防、保健的基本知识及护理学的基本理论知识和技能，具有对服务对象实施整体护理及社区健康服务的基本能力。因此，本问卷约一半的数据由护理专业学生提供。

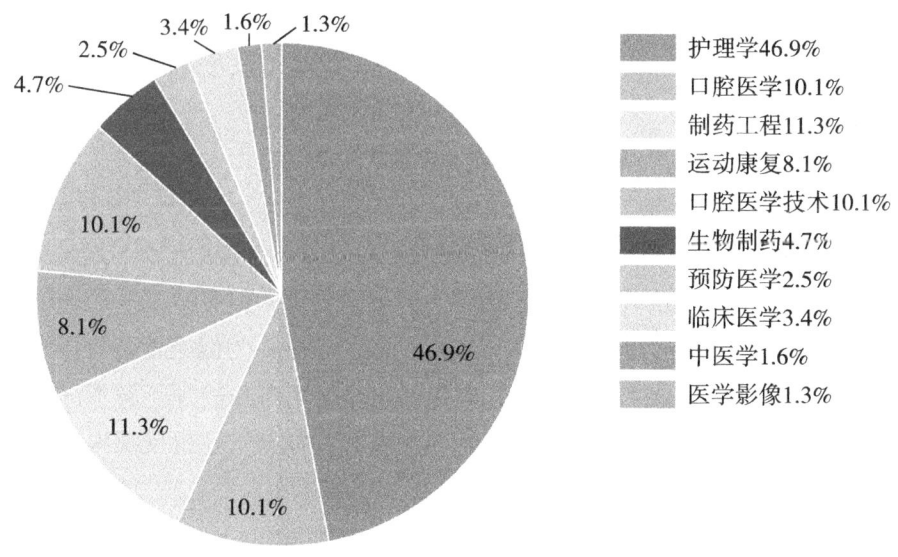

图3-15 调查群体所学专业分布图

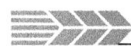
2. 身体健康状况

（1）个人身体状况评估

图3-16是医学专业学生对个人身体健康状况的评估概况，41.08%的医学专业学生认为自己的身体健康状况为亚健康，有29.89%的学生认为自己的健康状况处于健康与亚健康之间，26.67%的学生认为自己非常健康。近四分之三的医学专业学生认为自己并不健康的原因可能是由于受所学知识影响，对自身状况的认识更加客观。

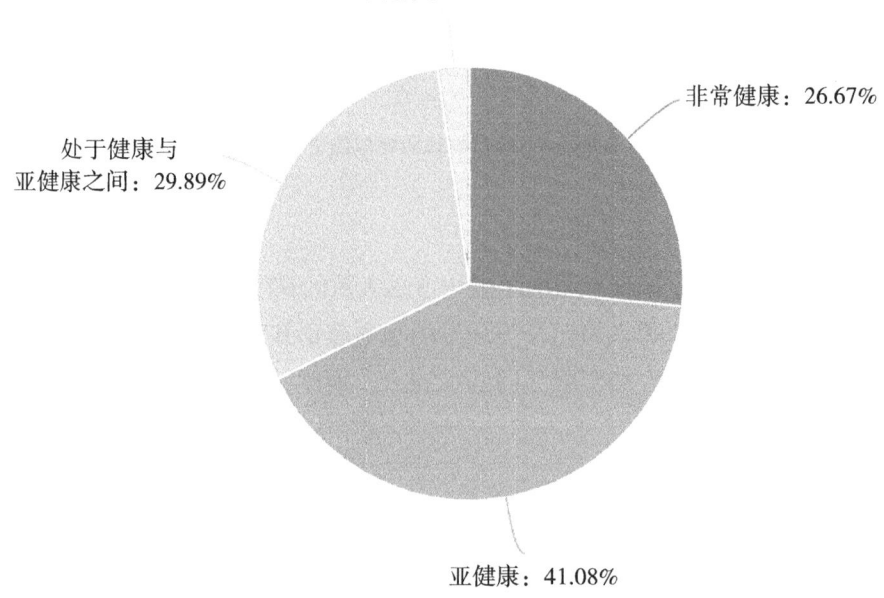

图3-16　个人身体健康状况评估图

（2）对相关概念的了解

如图3-17所示，33.76%的学生比较了解健康管理，但有60.22%的医学生只听说过健康管理，但不知道具体概念。91.61%的学生认为健康就是身体没病，心理健康，能适应社会。不难看出，多数的医学生对健康管理了解不深，甚至从未听说过，而且部分学生对健康概念的理解存在偏差。这也反映出高等院校对该类基本概念的传授不甚重视，亦或是概念更新不及时。

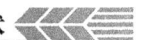

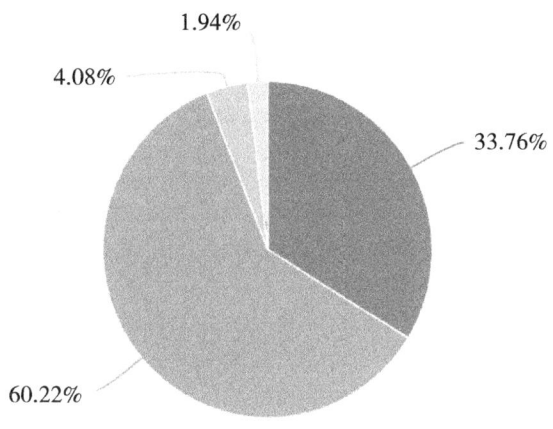

● 比较了解 　● 听说过，但不知道具体是什么 　　● 从未听过 　　　● 非常了解

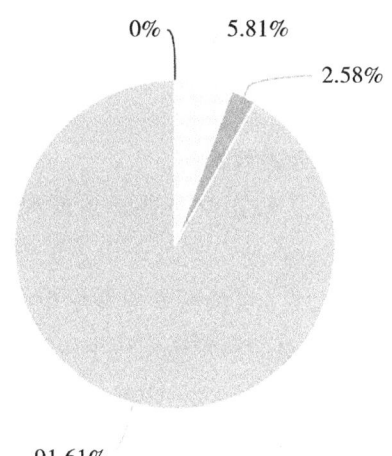

没病就行 　● 心理健康 　● 身体没病，心理健康，能适应社会 　● 其他

图3-17 对健康管理及健康概念了解图

（3）锻炼身体频率

图3-18向我们展示了医学专业学生锻炼身体的频率分布。其中，38.06%的学生每周进行两次锻炼，20.86%的学生每周锻炼三次及以上。但还有21.29%的学生从不进行体育锻炼，问卷中并没有充分信息证明他们从不进行锻炼的原因，这可能与被调查者的生活习惯、学习工作压力等有关。

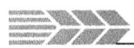

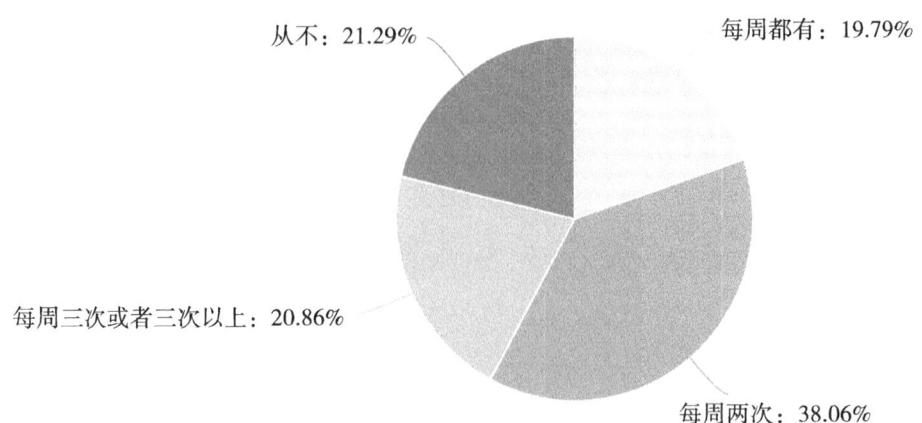

图3-18　锻炼身体频率图

通过上面对健康状况的调查，可以大致了解目前医学生锻炼身体的频率，以及对自己身体状况评估的情况，为下面的调查进行铺垫。

3. 体医融合进展

（1）医学专业学生课程开展情况

如图3-19所示，为深入了解医学专业学生课程开展情况，问卷以选择题的形式对医学生进行了调查。在所有调查者中，护理学占比58.28%，药学占比38.71%。在以上调查中，在27.74%的医学专业学生的课程中设置了应用心理学相关课程。除此之外，有82.15%的医学生课程中设置了运动康复相关课程。这说明，当前我国医学院校在课程设置上也一定程度地体现了"体医融合"概念，但尚未形成完整体系。

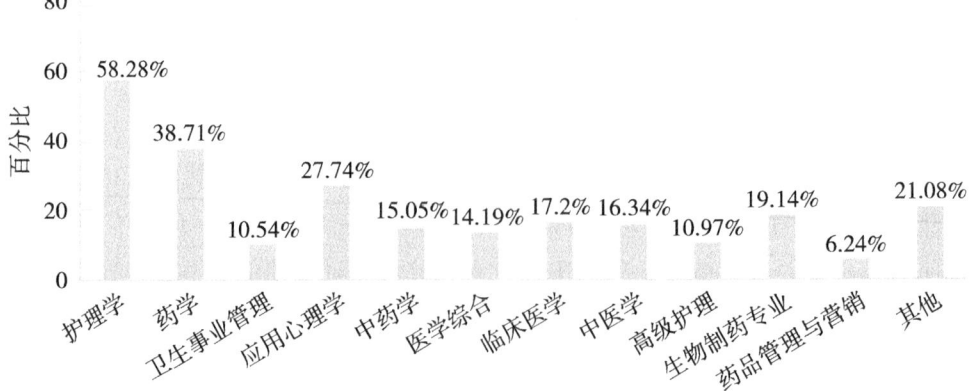

图3-19　医学专业学生课程开展情况图

（2）对体医融合的了解

在对是否了解"体医融合"这一调查中（图3-20），有35.7%的学生是在本问卷中才听说"体医融合"，且有59.35%的学生不了解"体医融合"，形势不容乐观。可见，面对现阶段正在进行的这场事关体育医疗融合发展的健康革命，对"体医融合"的宣传、推广仍需加强。

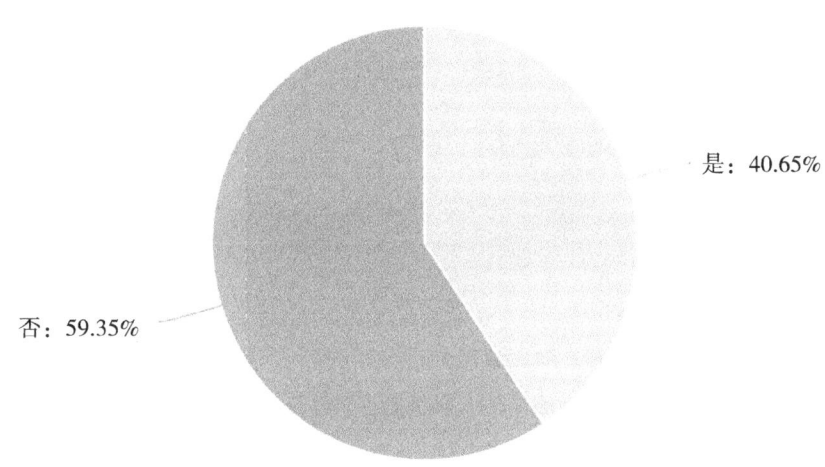

是：40.65%

否：59.35%

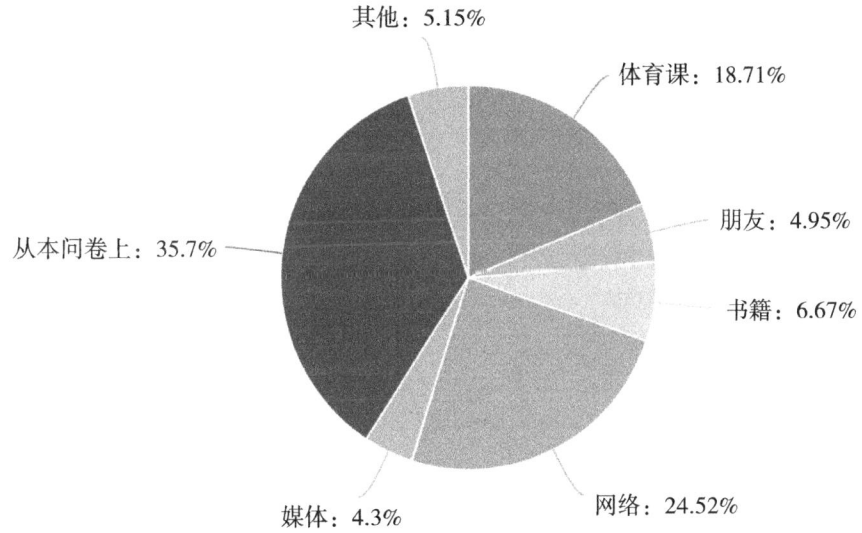

其他：5.15%

体育课：18.71%

从本问卷上：35.7%

朋友：4.95%

书籍：6.67%

媒体：4.3%

网络：24.52%

图3-20　"体医融合"了解及了解途径图

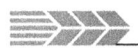

在调查中（图3-21），虽然有过半的学生并不了解"体医融合"是什么，但有89.25%的医学生对"体医融合"表现出了兴趣。可见，若将"体医融合"在医学生中进行推广，会受到极大的支持。若推广方式合理，"体医融合"事业的建设将事半功倍。

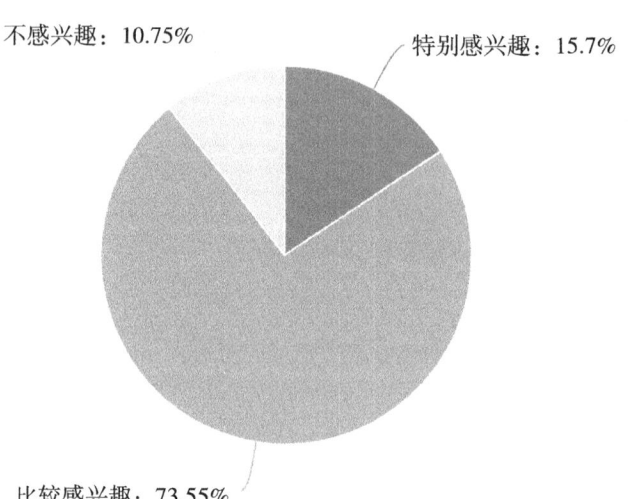

图3-21　体医融合兴趣图

（3）体育对医疗的效果

在体育对医疗效果的促进作用调查中（图3-22），可明显看出医学专业学生对体育运动的肯定，体育运动可改善血液循环系统功能、呼吸系统功能、机体消化系统功能，并能提高患者的运动能力、身体素质、心理健康、社会适应能力等。

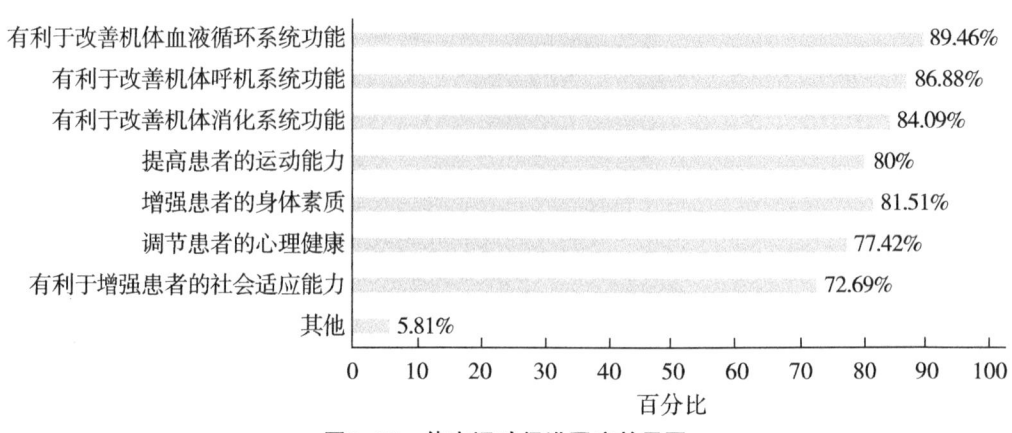

图3-22　体育运动促进医疗效果图

同时，体育的医疗作用不仅可以治疗疾病，还能促进身体各种脏器机能的恢复，既对全身有积极影响，又对局部器官产生较大作用。

（4）体育运动与慢性病

图3-23的调查表明，被调查者在身体出现轻微不适时所采取的措施。67.53%的学生会通过寻找专业的指导人员来调节，61.08%的学生会在公共场所进行一些简单的锻炼，48.6%的学生采取跑步的方式来缓解身体不适。

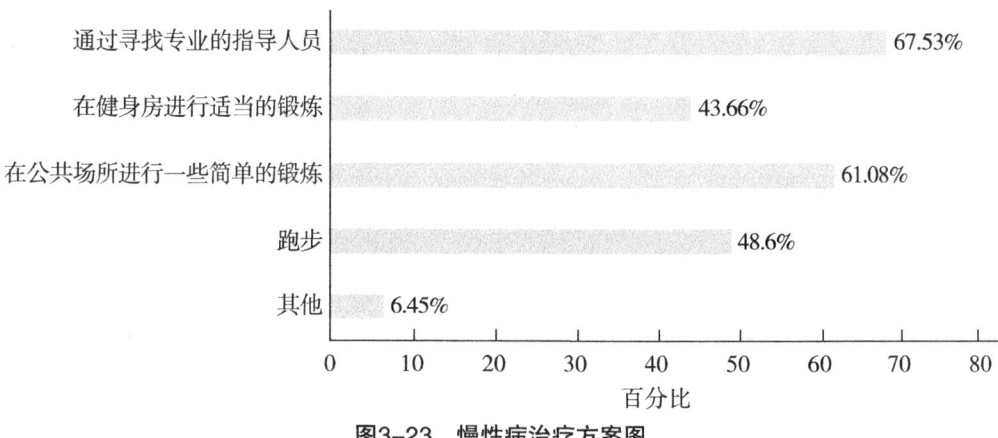

图3-23　慢性病治疗方案图

通过图3-23的调查可以看出，以锻炼的方式来缓解一些身体不适是多数医学专业的学生所采取的措施。同时，专业人员的指导也显得十分必要。因此，应在体育锻炼场所或社区配备相应资格的教练员或指导员。

通过图3-24的数据可以看出，97.42%的医学专业学生认为用临床的运动医学理论指导运动医学实践是有必要的。这也说明仅靠体育专业学生所掌握的体育保健知识来促进机体恢复仍存在局限性，体医复合型人才的培养才是正确的路径。

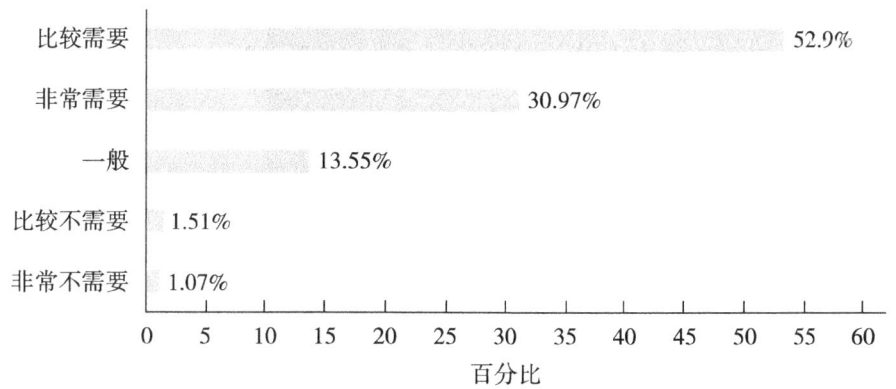

图3-24　运动医学是否需要临床的运动医学来引导发展调查图

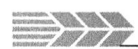

在针对慢性病的治疗上，多数医学生认为，体育锻炼对慢性病的恢复具有积极的作用。如图3-25所示，88.39%的被调查者认为可以选择长期锻炼来促进慢性病的恢复，长期药物控制、中医保健养生也是多数医学专业学生认可的措施。这也说明，体育运动是多数医学生认可的积极有效的慢性病治疗手段，"体医融合"的推进具备一定基础。

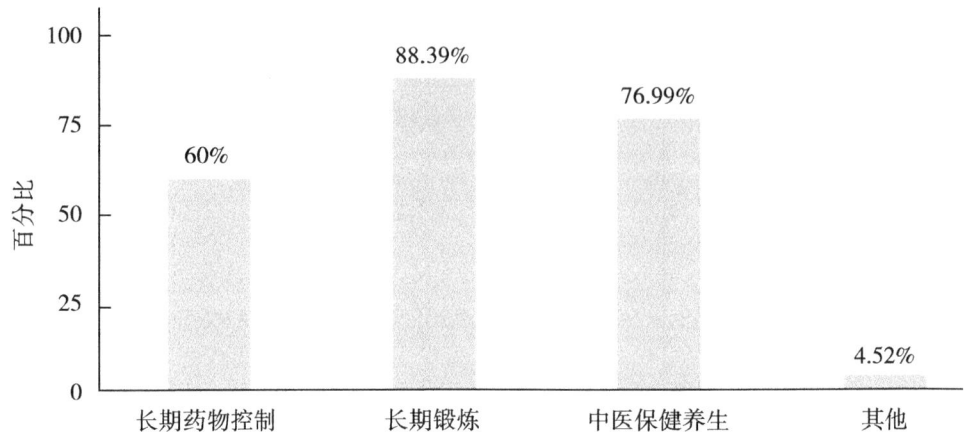

图3-25　针对慢性病的治疗切实可行的方法图

不难看出，体育锻炼干预慢性病是切实可行的方法。在被调查者中（图3-26），86.88%的学生接触过通过体育锻炼来干预慢性病的案例。84.85%的医学生认为，运动干预有利于慢性病人群的康复。但有10.64%的学生不清楚具体需用何种形式、多大负荷量的体育锻炼来进行康复训练。

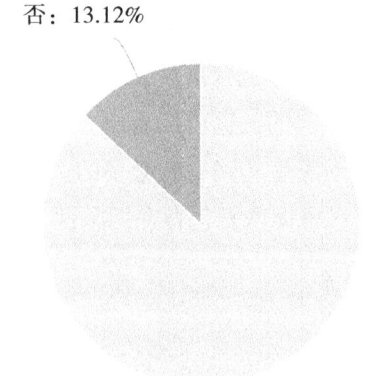

图3-26　是否接触过体育锻炼干预慢性病调查图

医学生专业课程目前仍以医学类课程为主，对于运用运动的方式对某些疾病进行干预他们虽然认同，但是缺少系统的学习，无法明确运动形式与负荷，不合理的设置运动负荷可能对患者的病情适得其反。

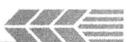

（二）体育专业大学生调查问卷结果分析

1.调查总体情况

针对体育专业学生，问卷发放后收回有效问卷474份，从图3-27可以看出，其中参与调查的人63.37%为本科，34.95%为硕士，1.68%为博士。被调查者的就读学校不仅包含北京体育大学、上海体育学院、天津体育学院、沈阳体育学院等各体育院校，也包括清华大学、山西大学、浙江师范大学、聊城大学、太原理工大学等综合类院校的体育专业。被调查者所学专业最多的是体育教育，占比为35.37%；其次是体育教学，为16.63%；运动康复占比为13.89%。从图3-28可以看出，当前体育专业的学生大多数选择体育教育和体育教学，这就导致学生在规划未来的就业方向时大多会选择中小学、高校及科研院所等相关单位的职位，而且准备从事康复职业（医院康复科、推拿按摩行业）的学生很少，仅占8.01%。

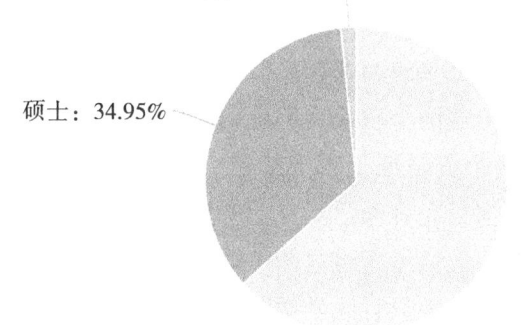

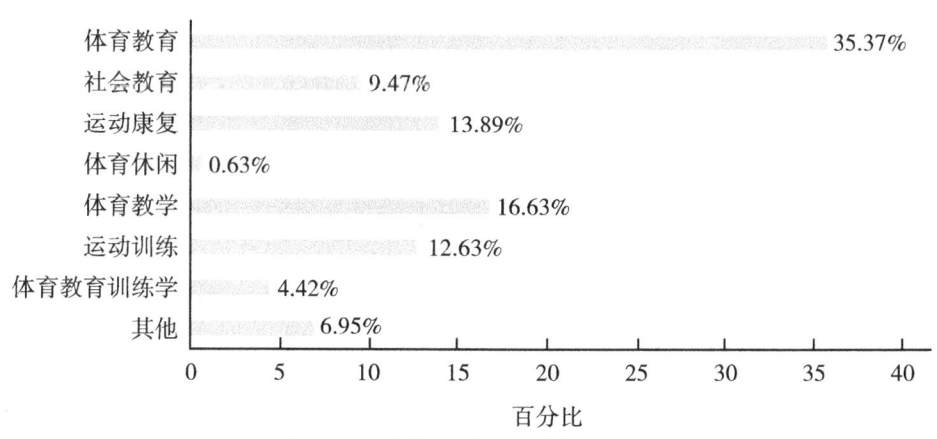

图3-27 学历层次、专业分布图

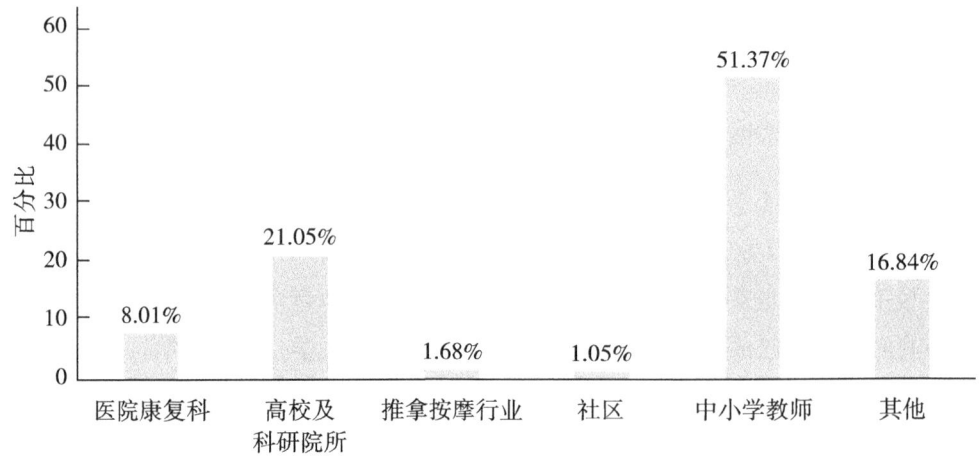

图3-28　被调查者目标就业方向图

2. 对体医融合了解情况分析

（1）对体育职业资格的了解

通过图3-29可以看到，31.79%的调查者和17.68%的调查者选择了康复治疗师和医师资格证（助理医师）这两个职业，但这两个职业属于干扰性的选项。这说明部分被调查者对这两个资格证是不了解的，当前医师资格证（助理医师）和康复治疗师这两个证书只允许医学类专业学生报考。同时也能看出，如果想推进体医融合，有关部门应该考虑将这两个证书对体育专业学生放开，让他们获得报考资格。否则就会出现只有医学类院校培养出来的体医融合领域的人才可以考取资格证，而体育院校培养出来的学生或者体育院校与医学类院校联合培养的学生无法考取资格证，没有行医或临床资格。39.37%的调查者选择了运动康复师，这一证书目前不成体系，而且社会的认可度较低，社会需求较少，因此考此资格证的人较少，但随着体医融合的推进，这项资格证的含金量可能随之增长。社会体育指导员是被调查者选取最多的一项，但是健康管理、体医融合仅是社会体育指导员工作职责的其中一项，因此这个资格证书无法很好地对体医融合领域的人才进行评价。

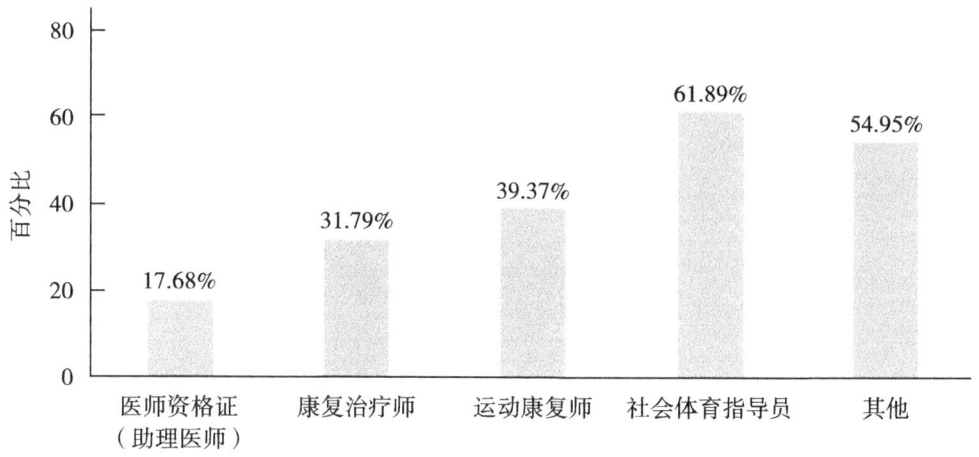

图3-29 职业证书了解情况图

（2）对体医融合概念的了解

通过图3-30发现，非常了解和比较了解体医融合概念的人占比分别为8.42%、27.79%。一般了解的占比为47.58%，不太了解和没听说过的占比加起来为16.21%，学校从不宣传的占比为8.21%。因此，宣传力度与学生对体医融合概念的了解程度成正比。虽然大部分的被调查者是了解体医融合概念的，但了解程度有限，可见当前体医融合还只是作为一个新鲜事物被看待，仅有少数人深入研究。

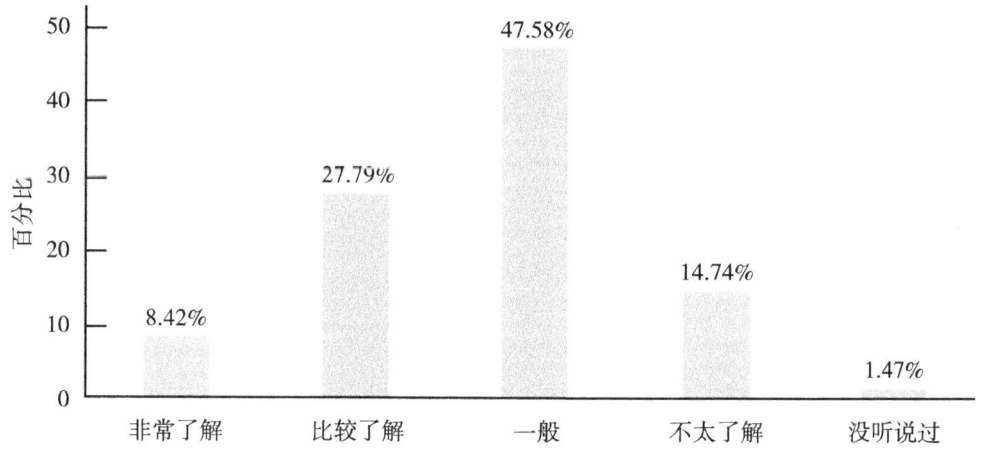

89

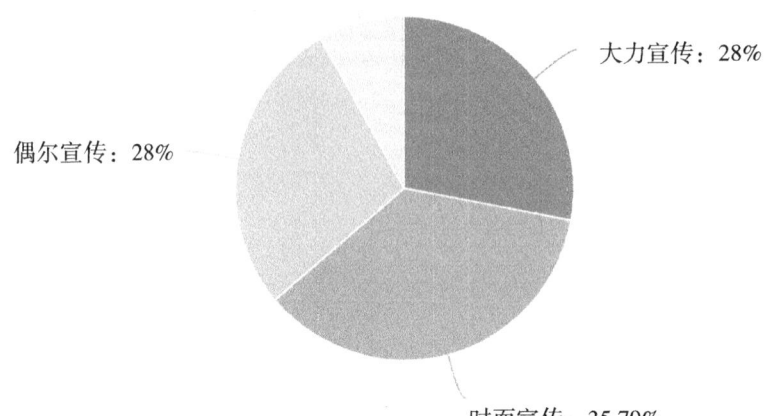

图3-30 "体医融合"概念了解及宣传程度图

（3）对体医融合概念的了解渠道

通过图3-31可以清晰地看出，体育专业学生的体医融合领域知识最直接的来源方式主要是靠教师课内教学，占比为42.74%。其次是通过媒体宣传、文献检索、专家教授宣讲，这三个方式分别占比为16.63%、14.53%、14.32%。课内教学、专家教授宣讲、文献检索这三种方式都是传统的学校培养学生的模式。在宣传这项工作当中，应该下足功夫拓宽宣传渠道，吸引有关体质健康、医疗卫生的研究人员、专家学者参与进来，通过各种媒体将体医融合领域的研究成果宣传给大家。

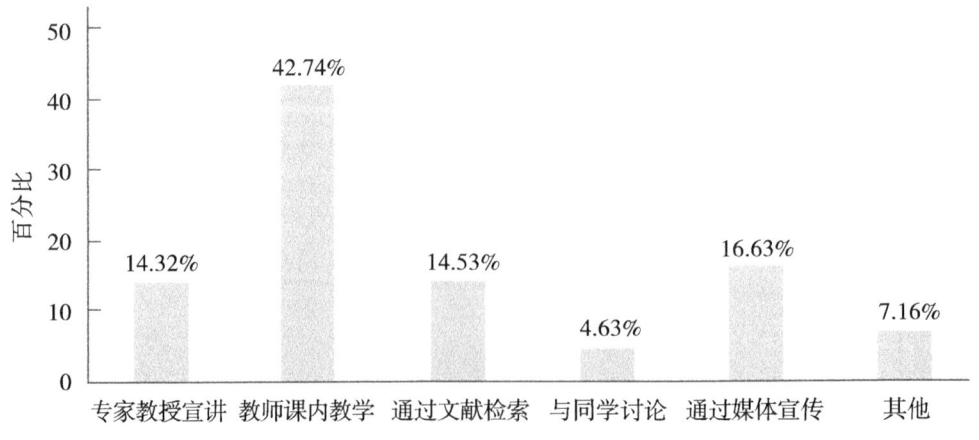

图3-31 体医融合概念了解渠道图

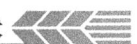

3. 对体医融合的态度

（1）**体育专业学生对体医融合前景的看法**

从图3-32可以看出，大部分体育专业的学生对体医融合的前景是看好的，不看好的仅占1.05%。不太愿意学习体医融合领域知识的仅占0.84%。被调查者均为体育专业毕业生或者体育专业的在校生，这些被调查者大部分都看好体医融合的前景，并且愿意学习。以点带面可以看出整个体育领域对体医融合的前景十分看好。

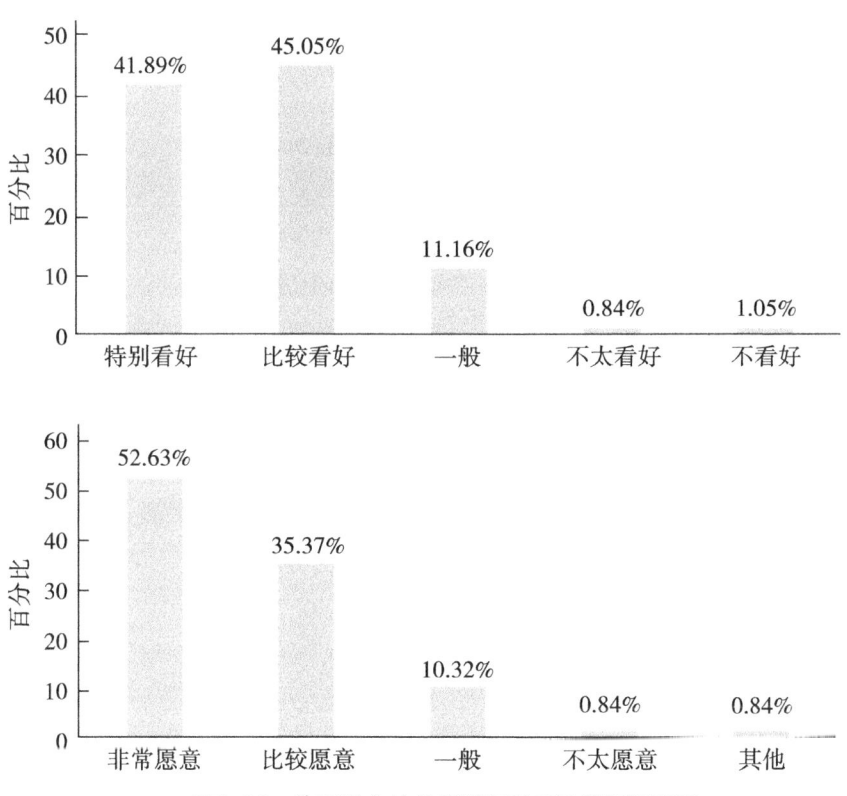

图3-32　体医融合的前景看好程度及意愿调查图

（2）**体育专业学生对体医融合治疗疾病效果的看法**

此问题的设置实质是对被调查者进行摸底，看看他们是否了解体医融合可以用于治疗疾病。从图3-33可以看出，有81.89%的人知道体医融合主要对慢性病的治疗有独特的优势和疗效。从调查结果也可以看出，有61.68%的人认为体医融合会对心理性疾病产生效果，这应是被调查者从体育价值的另一个角度来

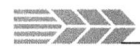

进行分析，认为体医融合不仅在生理层面会对病患起到疗效，在心理层次也会有较大影响。当前，社会压力大，产生心理问题的人增多，心理疾病的发病率增加，专家学者及本领域研究人员应着手对体医融合能否对心理问题起作用进行探索，虽然当前这一领域对心理层次的研究几乎空白，但这也可以作为体医融合领域的一个重要课题。

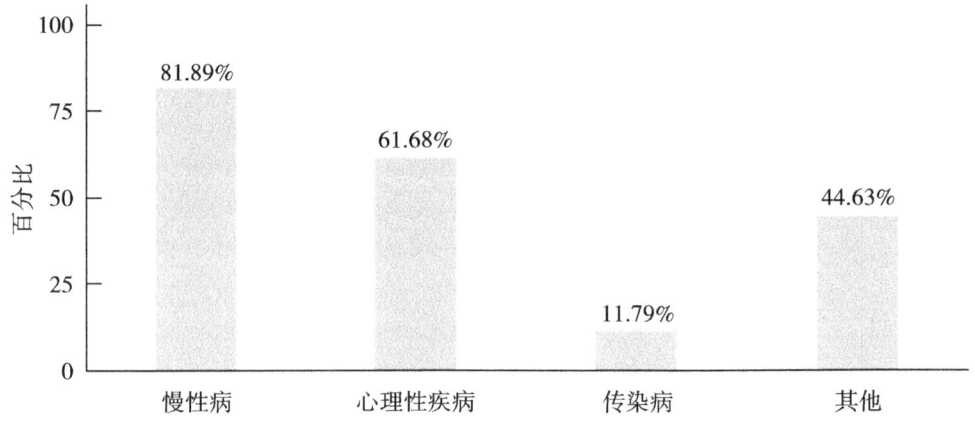

图3-33　体医融合在疾病治疗方面的认知情况图

（3）体育专业学生认为体医融合的优势

在图3-34中，体医融合相对其他医疗方式的优势得到了明显的体现。被调查者普遍认为，体医融合能够缓解医疗资源的压力（74.32%）、预防慢性病（73.68%）、指导方式科学（70.95%），并使用非医疗手段、减少副作用（69.05%）。这些数据准确地反映了体医融合的优势。

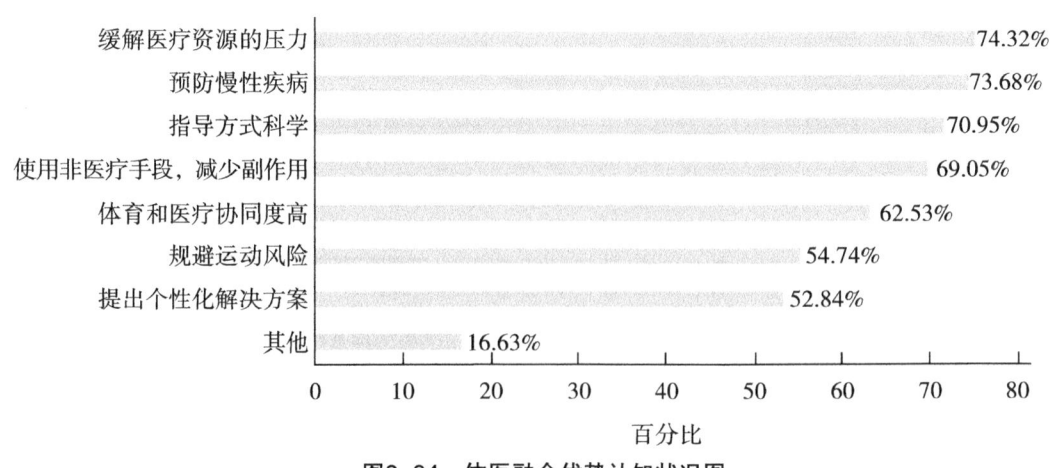

图3-34　体医融合优势认知状况图

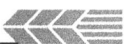

体医融合作为一种创新的医疗方式，具有明显的优势和潜力。通过科学、合理的指导方式，结合非医疗手段，体医融合为病患提供了安全、经济、有效的治疗选择。这不仅能缓解医疗资源压力，还能预防慢性病，为病患带来更好的健康福祉。

4. 对体医融合人才培养的认知情况

（1）体育专业学生对融合人才培养课程的选择

通过图3-35可以看出，学生最感兴趣的是运动康复医疗、运动损伤防护、运动处方，分别占比为74.95%、70.95%、66.95%。同时由图3-35可知，体育专业学生应该加强专业实践方面的锻炼，其次对于体育运动相关理论与实践教学的能力也应该有所加强。

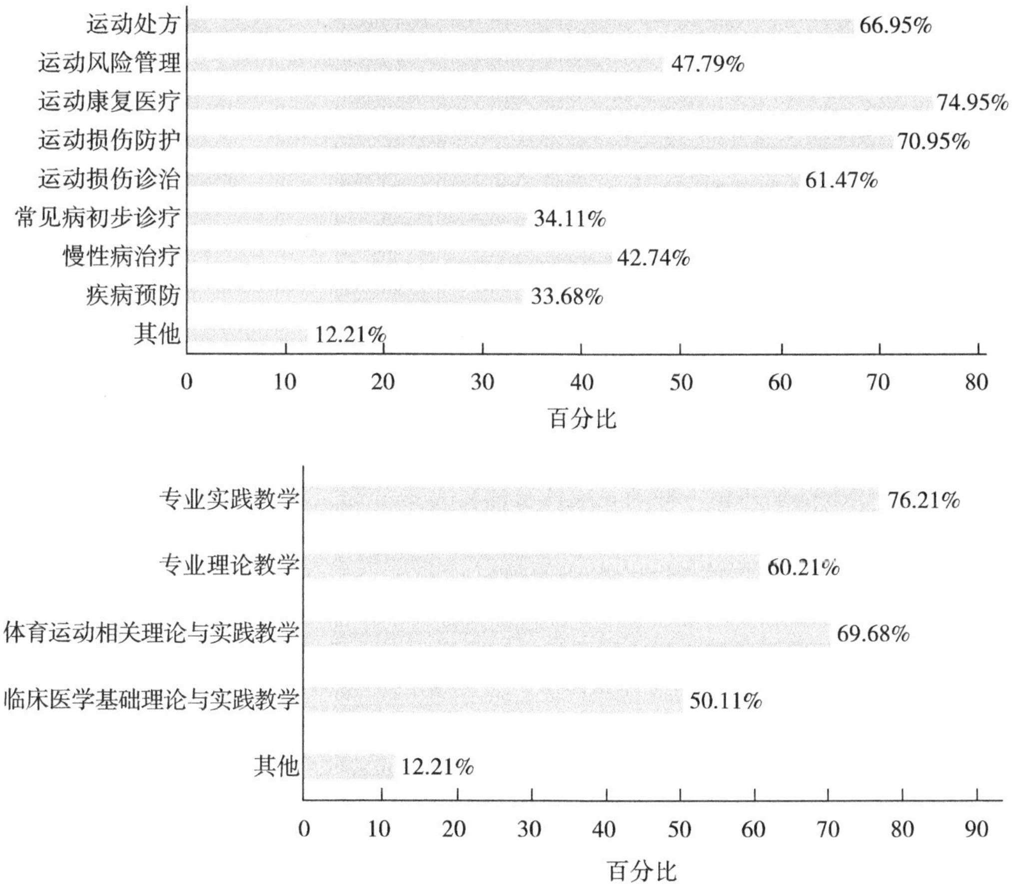

图3-35　体医融合课程兴趣度及课程教学强化情况图

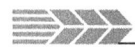

从图3-36可以看出，66.74%的人认为应该增加康复医学导论，66.11%的被调查者认为应该增加康复心理学。最受欢迎的授课方式是案例式教学法和多媒体教学法，分别占比为82.32%和63.58%。

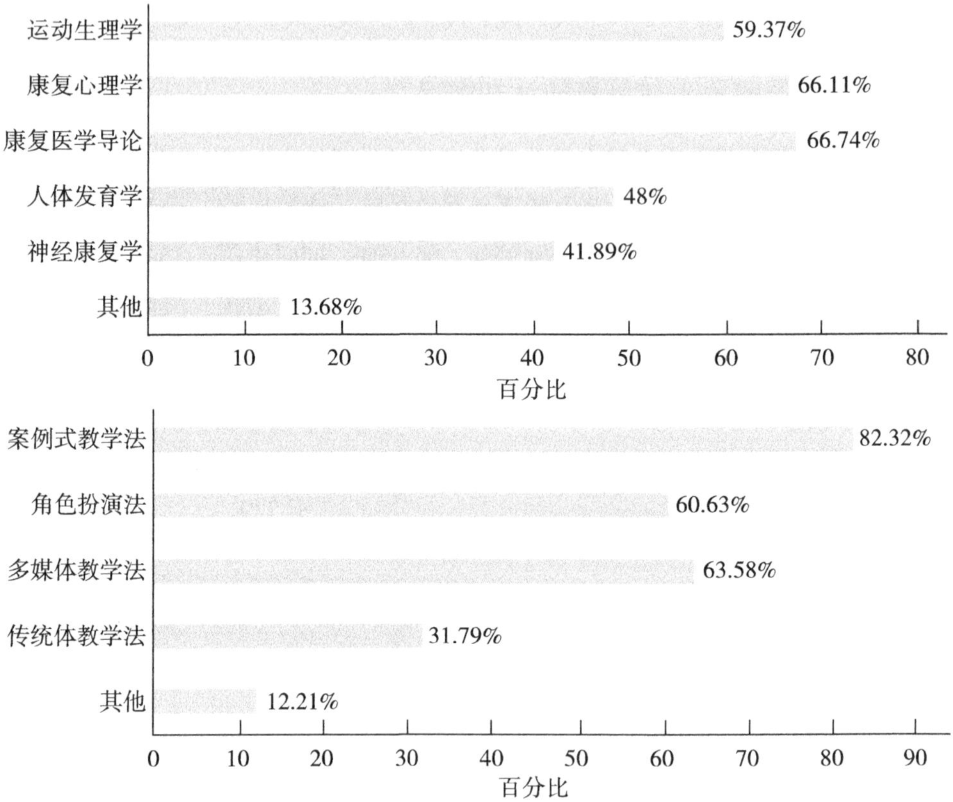
运动生理学
59.37%
康复心理学
66.11%
康复医学导论
66.74%
人体发育学
48%
神经康复学
41.89%
其他
13.68%
0
10
20
30
40
50
60
70
80
百分比
案例式教学法
82.32%
角色扮演法
60.63%
多媒体教学法
63.58%
传统体教学法
31.79%
其他
12.21%
0
10
20
30
40
50
60
70
80
90
百分比

图3-36　理论课程增加及教学方法兴趣图

综上所述，在体医融合人才课程设置上，应当在打好体育专业知识的基础上增加医学类基础知识，特别是应注意体育与医学交叉学科的知识培养。不仅要注重理论知识的培养，还要注重实践能力的培养，要多采用案例式教学法和多媒体教学法等直观立体贴近实践的授课方法。

（2）体育专业学生认为体医融合人才培养应注重的能力

从图3-37可以看出，85.47%的被调查者认为体医融合人才培养应注重专业知识能力，77.26%的被调查者认为应注重实践操作能力，63.37%的被调查者认为应注重科研能力。由此可见培养体医融合人才要偏重扎实的专业知识，深厚的实践操作功底。并且，当前体医融合领域方兴未艾，急需具有专业知识和实践经验的科研人员加入，因此培养出来的人才就需要具备一定的科研学术能力。

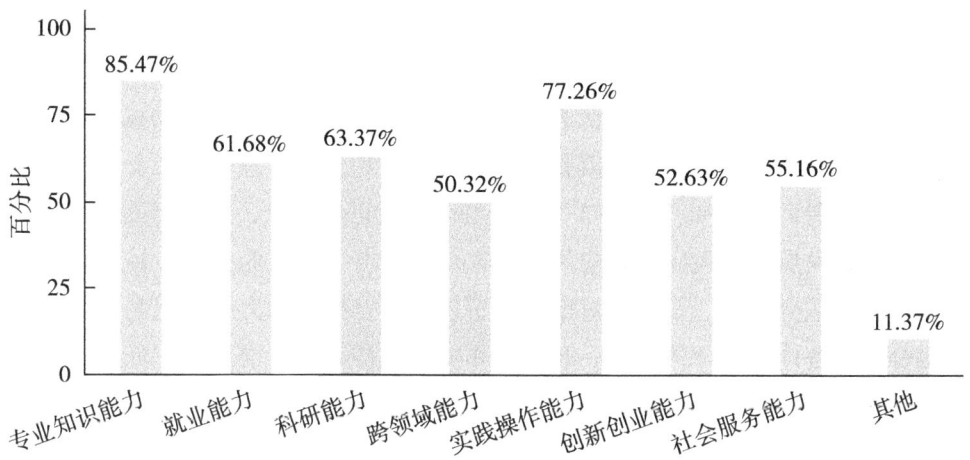

图3-37 体医融合人才培养应注重能力调查图

5. 体育专业学生对体医融合发展的见解

（1）体医融合应优先应用的领域

通过图3-38可以看出，68.63%的被调查者认为应该优先应用于社区服务，67.58%的被调查者认为应优先应用于学生素质教育。健身机构为61.47%。由此可以发现，体育专业学生认为体医融合首先应该应用于社区服务，只有将体医融合领域内的科研成果应用于社区才算是真正的成果落地。其次应该应用于学生素质教育，将体医融合理念及研究成果融入学生素质教育，给学生树立起保持体育锻炼、重视身体健康的思想。养老院是慢性病的高发地，因此体医融合要优先应用到养老院，以更好地解决实际问题。

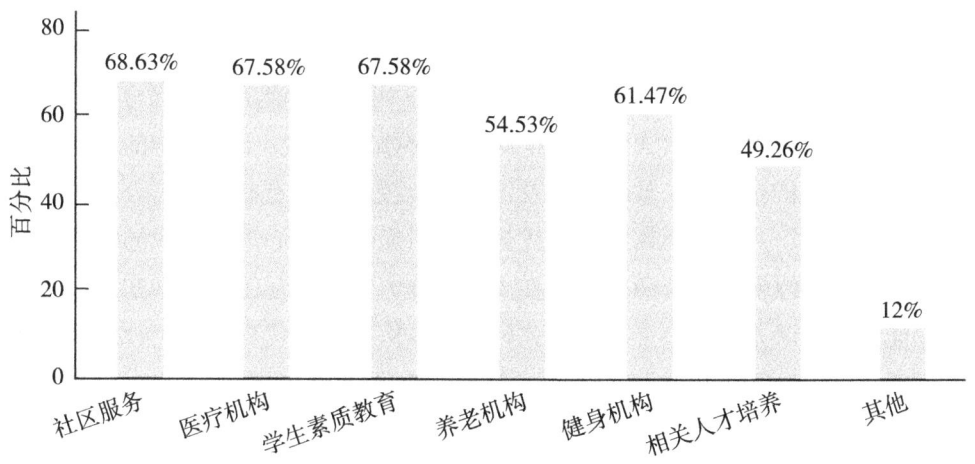

图3-38　体医融合优先应用领域分布图

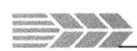

（2）体育专业学生视角体医融合发展的壁垒

通过图3-39可以看出，认为缺乏相关专业人才的被调查者占77.26%，认为市民了解程度低的占71.37%。认为大众缺乏体医融合意识的占70.11%。认为推广资金不足的占49.89%。认为宣传不到位、缺乏规范的管理、未来发展路径不明的占比分别为44.84%、42.53%、41.68%。由此可以看出，缺乏相关人才是制约体医融合发展的最大问题，应尽快推进体医融合人才培养机制，补充优秀人才加入体医融合领域。要加大对市民宣讲体医融合概念的力度，使大众了解体医融合，具备体医融合的意识。政府需要加大扶持力度，增加推广资金，带领体医融合领域人员制定规范化的管理方法，引导媒体对大众进行宣传。

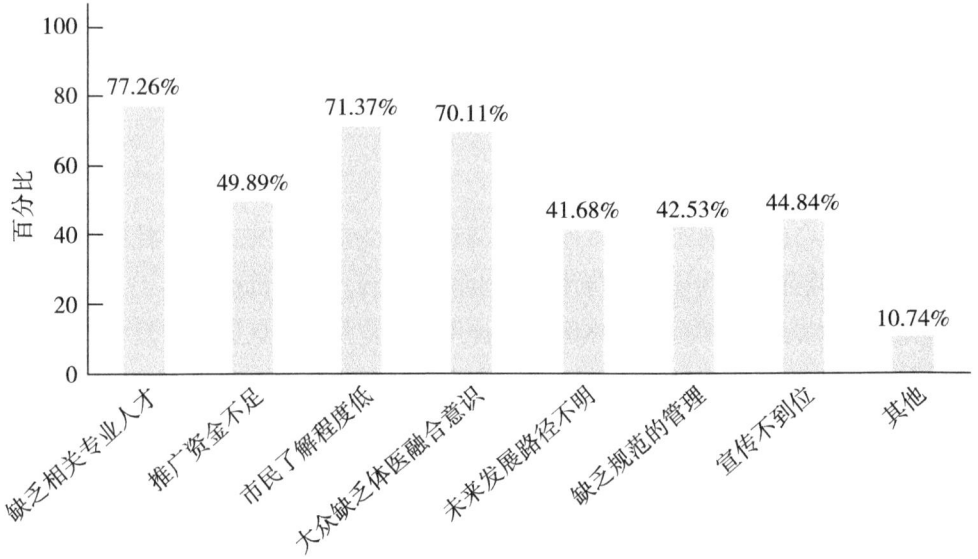

图3-39　体医融合现阶段发展壁垒示意图

部分体育专业学生对能考取的职业资格证书认识不清楚，没有与体医融合相关性强的职业资格证；大部分学生只是了解体医融合，十分清楚的占少数，了解渠道主要依靠专家、教授讲座及课堂内传授；体育专业学生十分看好体医融合发展前景，并且认为体医融合优势在于对慢性病和心理性疾病的治疗，其副作用少，能缓解医疗资源紧张；在人才培养方面应加强医学基础知识和实践操作能力，授课方式应多采取案例式教学；体医融合应优先应用于社区服务、学生素质教育、医疗机构及养老院。当前，体医融合发展壁垒主要在于缺少体医融合专业人才、市民了解程度低、推广资金不足。

第四章　体医复合型人才培养核心要素分析

高素质人才在社会发展中的作用不可替代，高素质人才培养具有显著的系统性，必须根据不同时期的社会发展需要确定人才培养规格和目标，从形式到内容，从宏观到具体，对人才的知识、能力、素养进行全方位的培养。目前，我国已全面建成小康社会，生活富裕促使人民对健康的需求大大增加，正是人民对健康的需求促使了体医复合型人才的诞生。但是，当前我国体医融合建设尚处于起步阶段，为推动其高质量发展，迫切需要在注重社会发展需求的基础上，分析体医复合型人才培养核心要素，并以此为人才培养机制建设指引。本章将从基于医学治疗为主运动为辅的人群、基于运动为主医学治疗为辅的人群、基于无疾病以主动健康为主的三种不同群体的角度，剖析我国体医复合型人才培养现状及核心要素。

第一节　体医复合型人才培养概述

一、体医复合型人才概念演变

（一）人才概念的演变

"人才"泛指各行各业中的领军人物。是指具有一定的专业知识或专门技能，进行创造性劳动并对社会做出贡献的人，是人力资源中能力和素质较高的劳动者。但是，至今为止对于人才的概念并没有一个确切的定义，近30年人才概念理论大致分为三个阶段。

萌芽阶段。人才定义理论与人才学研究相伴而生，并形成了两种极具代表性的人才定义。早期人才学研究者雷祯孝和蒲克在《立当建立一门"人才学"》一文中指出，"人才是指那些用自己的创造性劳动效果，对认识自然、改造自然、认识社会、改造社会，对人类进步做出某种重大贡献的人"[141]。在国家教委（现为中华人民共和国教育部）直属高等工业学校教育研究协作组第二次高等工程教育理论讨论会上，多数代表都赞同这个定义的核心实质，并将人才定义表述为，"人才是在认识与改造自然界、认识与改造社会的实践中，用自己的创造性劳动，为社会和人类进步做出较大贡献的人"[137]。我国人才学创始人王通讯认为，"人才就是为社会发展和人类进步进行了创造性劳动，在某一领域、某一行业或某一工作上做出较大贡献的人。"他同样强调了劳动的创造性、方向性和社会性。不同之处在于他未明确指出这种劳动是否应该表现出具体的劳动效果。他认为人才包括显人才和潜人才。甘自恒指出，"人才是指现实个人在特定专业的实践和认识活动中，产生和发展了某种较强才能（主要是综合性创造能力），并以有利于促进人类社会进步事业的考核成果、创造成果或影响作为客观标志的系统范畴；这个系统中的较强才能实质上是指主体感受、选择、贮存、转译、重组、再现、发出和调节某类信息的较强能力，这个系统中的主体是具有时代、专业、阶段和层次差别的现实个人。"[135]。

发展阶段。叶忠海认为，"人才是指在一定社会条件下，能够进行创造性劳动，对社会或某个方面的发展作出较大贡献的人。人才的本质则是创造性、进步性和社会历史统一性"[138]。虽然这与萌芽阶段的内涵有着共通之处，但他突出的特点在于强调了人才的"社会条件"[138]。段尔煜指出，"人才是通过刻苦学习，达到德才兼备标准，并在社会主义现代化建设中以复杂的创造性劳动对经济和社会发展、人类进步做出超常贡献的人。"[134]同样都是对社会作出贡献，而段尔煜看出了人才的创造力同样需要后天的刻苦努力。田丹指出，"人才就是在某一方面具有突出才能的人，也就是说一个具备先天智力条件、心理品格、身体状况，并通过后天实践形成的内在素质。"黄津孚指出，"人才是指对社会有价值的知识、技能和意志方面具备超常水平，在一定条件下能够做出较大贡献的人。"[140]

强化阶段。罗铁洪认为，"人才指那些具有良好的内在素质，在一定条件下通过不断取得创造性劳动成果，对社会的进步和发展产生了较大影响的人。"人才的内在素质要高，不一定特别全面，但必须具备突出的长项。此外，人才的范围不再局限于特定行业或领域，只要能实际推动社会的进步和发展，都可以称为人才。刘冰认为，"人才是具有一定知识和技能，能够进行创

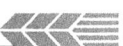

造性劳动，在社会建设中作出贡献并创造一定价值的人。"[143]人才并不一定非常出色，但必须具备一定的专业知识和技能，能够发挥主动性进行创造。林春丽认为，"人才就是非常适合某一领域、某一行业或某一岗位的人，并在该领域、行业和岗位上为社会发展或人类进步创造出较大价值或作出较大贡献的人。"[142]她以个人在社会中的成效来衡量人才，并强调人才的创造性劳动具有普遍性和层次性。只要劳动者具备良好的素质，就有条件进行创造性劳动，为社会作出较大的贡献[142]。

总之，人才是有用的人，人是有需要的。一方面，在不同的时期和地位上，人才有着不同的需求。美国心理学家马斯洛将人的基本需求归纳为生理、安全、交往、尊重和自我实现五个等级，这些需求从低到高逐级形成和发展。人才是一群具有较强能力和较高自我意识的人，在前三项需求得到基本满足后，他们强烈地希望被尊重和充分实现自我价值[133]。他们渴望充分发挥自身潜能，并希望从事与自己最大能力相匹配的工作。另一方面，人才也是有用的人。在与自然环境进行能量交换时，人类总是倾向于最小化能量支付的行为，即省时省力地直接获取现成物来享用。此外，人才也是普通人，拥有天生的自我保护行为。正如前面所提到的，人才是一种宝贵的资源，不合理地利用人才将造成巨大的浪费。

（二）体医复合型人才的概念

随着社会的发展，对医学人才的需求也在不断变化。特别是在新时代背景下，体医复合型人才的培养成为一个重要的议题。人才培养工作是一个系统的工程，新时代对我国体医复合型人才培养提出了更高的要求，高校作为人才培养工作中最关键的一环，应着力构建高质量人才培养要素。

体医复合型人才是指在医学和体育科学领域都具备专业知识和技能，并能够把这两个领域的知识和技能进行有效整合与运用的人才。体医复合型人才不仅要具备医学领域的专业知识，还要了解体育科学的基础理论和实践技能，同时具备良好的综合素质。

首先，体医复合型人才需要具备扎实的医学知识，包括对人体解剖、生理学、病理学、药理学等领域的深入理解和掌握。他们需要了解各种常见疾病的病因、发病机制、诊断方法和治疗方案，具备临床医学的专业水平。

其次，体医复合型人才需要掌握体育科学领域的相关知识。这包括运动生

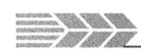

理学、运动训练学、运动心理学等方面的知识和技能。他们需要了解运动对人体的生理和心理造成的影响，懂得如何设计合理的运动训练计划，并进行科学指导。

最后，体医复合型人才需要具备良好的综合素质，包括沟通能力、团队合作能力、创新能力、解决问题的能力等。这些素质能够帮助他们更好地与患者、运动员和其他医疗、体育科学领域的专业人士进行合作，并为解决实际问题提供全面的解决方案。

在现代社会，随着人们对健康的关注程度不断提升，体医复合型人才的需求量也日益增长。他们可以在医疗机构、康复中心、运动训练机构等多个领域发挥重要作用。他们不但能为患者提供综合性的医疗服务，而且能为运动员提供科学的运动训练指导，还能在健康管理、康复护理等方面展现出专业优势。

因此，体医复合型人才的培养具有极其重要的意义。医学院校和体育院校可以通过跨学科的教学和实践环节，帮助学生全面掌握医学和体育科学领域的核心知识和技能，并引导他们在实践中不断提升专业水平。同时，各级医疗健康机构和体育训练机构也应该加强合作，为体医复合型人才提供更多的实习、培训和职业发展机会，为他们的成长和发展提供更多的支持和帮助。

总之，体医复合型人才是当今社会发展所需要的重要人才类型之一。他们既具备体育学科的知识与技能，又具备医学学科的知识与技能，能够将体育运动与医学知识相结合，为运动人群提供全面的健康管理和康复指导。他们的培养需要跨学科的教育体系和实践环境的支持，以满足社会对健康的需求。

二、体医复合型人才特征概述

人才是指在特定领域或职业中拥有出色技能、经验和知识的人。以下是人才概念的一些特征。

（一）人才具体特征

1. 普遍性

人才概念是具有普遍性的，无论在哪个国家或哪个地区，人们都已认识到人才对于社会和经济发展的重要性。人才可以被定义为拥有某种专业知识、技

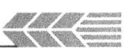

能和经验，并具有创造力和创新能力的人。他们可以在各个领域作出贡献，包括科学、技术、商业、艺术等领域。虽然不同的文化和社会可能对人才的定义和评价标准存在差异，但在现代社会中，人们普遍认为人才非常重要。高素质的人才可推动社会进步和经济发展。因此，人才概念是普遍适用的，而其具体解释和应用可能会因国家和地区而不同。

2. 方向性

人才概念具有方向性，因为它依赖于不同的社会、文化和经济背景。不同的社会和时代会有不同的人才概念。例如，在传统社会，人才可能是指能够熟练掌握某种手艺或技能的人；在现代社会，人才则更多地与知识、技能、创新能力联系在一起。此外，人才概念也受到社会和经济发展所需人才的影响。例如，随着科技和数字化的快速发展，对具备相关技能和知识的人才需求量越来越大。因此，人才概念具有方向性，需要根据不同的背景和需求进行调整和转变。

3. 实践性

人才概念具有实践性，因为人才的定义和评价标准是应用于实际工作和生活中的。人才是组织和社会发展的重要资源，因此人才的评价和选择对于组织和社会的发展具有重要的影响。人才概念是基于实际需求的。不同组织和社会对人才的需求是不同的，因此人才概念需要根据实际需求进行灵活应用。人才概念是基于实际表现的。人才的评价需要基于实际表现，包括技能、经验、成果等方面。人才概念是基于实际效益的。人才的选择和培养需要考虑其对组织和社会的实际效益，包括创造价值、提高效率、促进创新等方面。因此，人才概念具有实践性，需要根据实际需求和效益进行灵活应用，以推动组织和社会的发展。

4. 客观性

人才概念具有一定的客观性，因为人才的评价应基于客观的标准和数据进行。人才评价的客观性可以从以下几个方面来说明。人才评价可以基于客观的标准。人才的评价可以基于学历、专业、工作经验、职称、证书、成果等客观指标，这些指标可以通过考试、评估、考核等方式进行测量和评估，从而客观地判断一个人的能力和潜力。人才评价可以基于组织和行业的标准。虽然不同的组织和行业对人才的标准是不同的，但是这些标准都是客观存在的，可以作

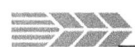

为评价人才的依据，例如，某个职位需要的技能和经验、某个行业对人才的需求。人才评价可以基于数据进行。随着信息技术的发展，人才评价可以基于大数据、人工智能等技术进行，从而提高评价的客观性和准确性。

5. 广泛性

人才概念具有广泛性，因为人才是社会和组织发展的重要资源，不同的领域和行业都需要人才来推动发展。人才概念可以应用于各个领域和行业，包括但不限于以下几个方面。企业和组织。企业和组织需要人才来推动业务的发展和创新，人才概念可以应用于企业和组织的人才招聘、培养、评价、激励等方面。教育和科研。教育和科研领域需要人才来推动学术研究和知识创新，人才概念可以应用于高校和科研机构的人才引进、培养、评价等方面。政府和公共服务。政府和公共服务需要人才来推动社会进步和公共服务发展，人才概念可以应用于政府部门和公共服务机构的人才选拔、培养、激励等方面。文化和艺术。文化和艺术领域需要人才来推动文化创意产业的发展，人才概念可以应用于文化机构和艺术团体的人才选拔、培养、评价等方面。总之，人才概念具有广泛性，可以应用于各个领域和行业，为组织和社会发展提供重要支撑。

（二）人才的本质特征

人才成为时下流行词汇，各行各业都在强调"以人为本"，并力求招揽、培养优秀的人才。这种情况带来了一个问题，伯乐越来越多，而人才越来越稀缺，供需矛盾日益尖锐。同时，人才也变得自我感觉良好，价格节节攀升。因此，我们需要探究人才的本质特征。人才的本质特征是创造性。人才必须具备某种较强的才能，这一点区分了人才与普通人和劳动力。人才的才能主要指智力而不是体力，其中创造性思维能力是至关重要的。人才的考核成果、创造成果和影响对于促进人类社会进步起到了至关重要的作用，而这些成果都离不开人才较强的创造性思维能力。

综合性的创造能力更为重要，从信息论的角度来看，人才的创造性思维过程实际上就是在大脑想象区将新接受的信息与原有贮存区的若干种相关信息进行综合重组，形成新的信息。因此，创造过程是信息综合的过程。对于一个人才来说，其贮存的知识信息越是多学科的，越具有综合性，就越能够有效地重组新信息，实现创造性思维。从科学方法论和认识论的角度来看，创造性思维

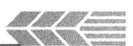

方法是综合的思维方法。在认识论中，我们需要关注大众实践，并将分散的意见、经验和智慧进行集中，形成理论、方针和政策，并加以检验。同时，还需收集大众中的新意见进行综合，以制定更符合实际情况的理论、方针和政策。在这个过程中，每次集中大众意见，实际上都是综合大众意见的过程。

（三）人才的动态性

1. 时代性

人才的时代性是指在不同历史阶段和社会背景下，对人才的需求、评价和培养方法都有所不同。在当今信息技术高度发达的知识经济时代中，我们更加注重培养具备创新能力和综合素质的人才，以推动社会的不断进步。随着全球化的深入推进，跨国公司的崛起，社会对于具备跨文化沟通能力和英语能力的人才需求量越来越大。同时，由于人口老龄化和少子化趋势越来越明显，社会对于人才的渴求更加迫切。因此，政府和企业都需要加大对人才的培养、吸引，力求留住人才，以满足社会对于各类人才的需求。在这个时代里，具备技术应用能力、环保意识、团队协作精神等多种综合素质的综合性人才将会更加受到社会的欢迎和认可。

2. 专业性

人才的专业性是指在特定领域内具备深厚专业知识和技能，能够独立完成相关工作的能力。在现代社会中，随着科技不断进步和经济的快速发展，各行各业都对具备专业性的人才需求量越来越大。在一个高度竞争的就业市场中，拥有良好的专业素养和擅长某一特定领域的人才更容易获得职业上的成功和发展。同时，专业性还可以促进人才个人的职业生涯规划，让他们更加聚焦自己擅长的领域。因此，如果想要成为一名优秀的人才，除了具备综合素质外，还需要不断提升自己在某一领域的专业水平，以满足未来职业发展的需要。

3. 阶段性

人才的阶段性是指一个人在职业发展中所需要具备的不同能力和素质。随着时间的推移和社会变革，人才的阶段性也在不断发生变化。从学生到职场新人，再到职业发展的初期、中期和晚期，每个阶段都需要具备不同的能力和素质。

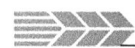

进入职业发展的初期，学生需要注重综合素质的培养，包括语言、计算机、体育等多方面的能力。同时，也需要关注特定领域的专业知识，以便将来进入工作岗位后更好地适应需求。而职场新人需要学会与同事互动、沟通和协作，建立良好的团队意识和责任心。在职业发展的初期，人们需要不断提升自己的专业技能和工作能力。例如，在IT行业，程序员需要不断学习新的编程语言和框架，以满足客户的需求；企业管理者则需要掌握营销、人力资源等多方面的技能。此外，还需要具备一定的沟通、协调和领导能力，以便更好地管理团队。

进入职业发展的中期，人们需要更加注重自我提升和树立终身学习的理念，以不断适应市场需求的变化。此时，不仅需要具备深厚的专业知识，还需要具备全局思考和判断能力，能够从宏观层面把握公司的发展趋势，并给出相应的解决方案。同时，也需要具备更高的沟通和领导能力，以便更好地管理和领导下属。

进入职业发展的晚期，需要思考自己的职业规划和转型，在多年的工作经验基础上做出最适合自己的选择。例如，在IT行业，一些程序员可以转型成为项目经理或技术总监，而一些企业管理者则可以转型成为培训师或咨询顾问。此外，创新能力和创业精神也变得越来越重要，一些人才可以通过创业实践，将自己所学到的知识和技能转化成商业价值。

综上所述，人才的阶段性是一个不断变化的过程。在不同的职业阶段，人们需要具备不同的能力和素质，并且随着时代和市场需求的变化，这些要求也会随之发生变化。因此，我们应该始终保持积极学习和适应市场的态度，以满足未来职业发展的需求。

（四）体医复合型人才特征

简单来说，体医复合型人才是指既懂体育又懂医学，且能够熟练地通过将两者结合来服务大众的复合型人才。

1. 需要多学科背景

体医复合型人才通常具备医学和体育科学的多学科背景。他们在医学方面具备扎实的医学基础知识，包括解剖学、生理学、病理学等。在体育科学方面，他们了解运动训练原理、运动生理学、运动心理学等。这种多学科背景使

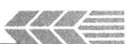

得他们能够从多个角度分析和解决健康问题。

2. 扎实的临床技能

体医复合型人才具备扎实的临床技能，能够进行疾病的诊断、治疗和康复工作。他们熟悉各种医疗设备和技术，能够运用医学知识和技术为患者提供有效的医疗服务。同时，他们还具备良好的沟通和协调能力，能够与患者建立良好的医患关系，提供个性化的治疗方案。

3. 较强的科学研究能力

体医复合型人才具备较强的科学研究能力，能够开展医学和体育科学领域的研究工作。他们熟悉科学研究的方法和流程，能够设计实验、收集数据、分析结果，并撰写科研论文。通过科学研究，他们能够不断推动医学和体育科学的发展，为健康事业作出贡献。

4. 较强的健康管理意识

体医复合型人才具备较强的健康管理意识，能够为人们提供全面的健康管理服务。他们了解健康管理的理论和方法，能够制订个性化的健康管理计划，帮助人们预防疾病、改善健康状况。他们还具备健康教育和宣传的能力，能够向公众传递健康知识和促进健康行为。

5. 良好的团队合作精神

体医复合型人才具备良好的团队合作精神，能够与不同领域的专业人员合作，共同解决健康问题。他们懂得倾听和尊重他人的意见，能够有效地与团队成员沟通和协作。通过团队合作，他们能够发挥各自的优势，提供综合性的健康服务。

6. 终身学习意识

体医复合型人才具备终身学习的意识，能够不断学习和更新自己的知识和技能。他们关注医学和体育科学的最新发展，参加学术会议和培训课程，不断提升自己的专业水平。通过终身学习，他们能够适应不断变化的医疗和健康需求，为人们提供更好的健康服务。

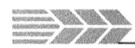

7. 较强的创新能力

体医复合型人才具备较强的创新能力，能够提出新的理论和方法，解决健康问题。他们关注社会和科技的发展，积极应用新技术和新方法，提高医疗服务的质量和效率。通过创新，他们能够推动医学和体育科学的进步，为人们的健康带来更多的福祉。

三、人才培养要素阐释

高等教育的首要任务是培养人才，这个过程包括六个环节：人才培养理念的提出、人才培养目标的确定、人才培养主体的开发、人才培养对象的选择、人才培养模式的实施及人才培养制度的保障。可以看出，人才培养是一个系统工程，涵盖了理念、目标、主体、对象、模式和制度六大部分，它们共同构成一个有机的统一体。

（一）人才培养理念

人才培养理念指的是"如何通过指导思想培养人才"。教育与培养人才密切相关，教育的本质在于培养人，教育理念涉及教育的核心特征、目标、价值、职能和原则，也是教育主体对人才培养的理想追求和教育观念的形成。它主要回答"培养什么样的人""如何培养人"等问题。人才培养理念旨在揭示人才培养的内在逻辑、终极价值和理想追求，以及对人才培养模式的系统构想，明确人才培养程序和环节，指导人才培养的实践活动。人才培养涉及多方面，而人才培养理念也存在于国家、社会、高校等多个层面。

国家层面的教育理念涉及国家对培养何种人才及如何管理人才培养活动的认识，包括政策制定、管理体制、领导机制等方面。国家人才培养理念是整个国家人才培养活动的"指挥棒"，对国家高等教育和国家发展都具有重要意义。

社会层面的教育理念根据供给侧原则，依据社会需求培养适应社会的人才，发挥政府监督和促进作用，使培养的人才与社会需求相匹配，避免人才过剩，应创造市场，减轻学生就业压力，实现双赢。

高校层面的教育理念主要关注如何培养人才。在国家政策的指导下，高校

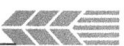

教育承担着重要的人才培养责任，包括使用何种方法培养人才，反映在高校的教师观、学生观、科研观、教育观等方面，这种理念受国家层面的教育理念和高校主体思想认识与客观条件的影响。

（二）人才培养目标

人才培养目标的含义是指"培养什么样的人才"和"实现什么样的目标"。为了培养国家和社会所需的人才，首先要满足国家和社会需求。各高校应根据社会发展的需要制定相应的人才培养目标，以提高人才培养效率。教育目标是明确人才培养的需求和标准，确保人才培养目标的规划，为人才发展创造条件，保证效率和及时反馈培训结果。在设定教育目标的过程中，必须考虑到不同大学的教学设施、师资和教学水平的限制。同时，要根据学生身心发展规律和国家政治需求，制定个性化的培养目标，以有效培养国家和社会需要的人才。只有这样，我们的人才培养才能不过度，才能有市场，才能减轻学生的就业压力。

人才培养的概念是指"如何运用指导思想培养人才"。教育与人才培养密切相关，教育的本质是教育和培训。教育哲学是对教育培训的本质特征、目标价值、功能任务和活动原则的理性理解。这也是人才培养的理想追求，以及教育课题所形成的教育理念。主要回答和分析关于"培养什么样的人"和"如何培养人"的问题。人才培养概念旨在揭示人才培养的内在逻辑、终极价值和理想追求，以及人们对人才培养模式的系统感知，明确与人才培养相关的程序和联系，指导人才培养的实践活动[58]。

人才培养是一个涉及多方面的系统工程，人才培养的概念也有几个层次，包括国家、社会和大学。

总而言之，当前我国高等教育在人才培养体系构建和人才培养高地建设过程中，还存在着人才高地建设水平和布局有待优化、顶尖人才培养结构有待调整、不同教育阶段顶尖人才培养需要衔接等现实问题。高校作为人才培养、聚集的重点阵地，如何提升人才培养效率、优化人才培养体系、完善人才激励机制是需要思考的核心问题。发挥自身优势助力我国实现从人力资源大国到人力资源强国的转变，需要高校从战略定位加强党的领导、制度层面优化评价机制等方面开展系统工程建设[56]。

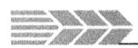

（三）人才培养主体

人才培养主体的含义是"由谁来培养人才"。高校作为教育育人的主体，在其中扮演着至关重要的角色。高校作为人才培养的高地，其使命在于服务国家，积极响应时代的发展要求，提升人才培养质量并推动高等教育的高质量发展。例如，中国的"双一流"建设、世界一流大学和一流学科建设计划都提出了高校应当承担更多的社会责任，积极培养新时代的人才，并为国家和社会发展提供更多的智力支持。

为完成人才培养，需要经过设计、组织和实施这三个过程。在这个过程中，学校是人才培养活动的设计主体，负责制定课程设置、教学大纲、教学方法等，并确保这些设计与国家发展需求和时代背景相契合；学院是人才培养活动的组织主体，需要统筹协调各方资源，包括人力、物力和财力，为人才培养提供有力保障；教师则是人才培养活动的实施主体，需要通过优质的教学方式、亲和力强的教学氛围和个性化的培养方案，为学生提供更优质的教学服务，激发学生的学习兴趣和创新潜能。

研究显示，积极、富有创造性和专业技能的教师能够更好地影响学生的学术成就和个人发展。因此，高校应当在培养教师的过程中加大创新型教育的培训力度，促进教师不断提升自身的教学水平和知识储备，从而更好地服务于人才培养。

总体而言，高校作为人才培养的主体，应当承担起推动高等教育发展、服务国家发展的重要使命。通过加强内部教师和管理者的专业化培训、优化教学资源配置、创新教学方法等举措，高校能够更好地参与人才培养过程，并在提升人才培养质量方面取得更加显著的成效。

（四）人才培养对象

人才培养对象的含义是"培养谁"，无疑是指当代大学生。在当代社会，大学生作为未来的社会建设者和创新者，对其进行人才培养显得尤为重要。在人才培养的过程中，教育者作为培养主体，通过教育过程有目的、有计划地对学习主体施加影响，处于主导地位。而学生作为培养对象，在知识传授和技能培养的过程中，普遍处于被动地位。然而，仅将学生视作教育的客体是不够全

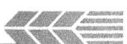

面的，因为培养对象在学习内容、学习方式、学习时间及学习过程的选择上也具有一定的主体性。

在当代大学教育中，倡导学生积极参与个性化学习和自主学习逐渐成为主流。研究表明，学生在学习过程中逐渐展现出更多的主体性。例如，他们能积极选择课程、参与学术研究和社会实践，表现出对个人学习兴趣和发展方向的主动性。同时，学生在学习过程中也能够利用各种资源和途径，包括社交网络、开放课程资源等，来辅助学习并开展自主学习活动。这些都反映了学生在培养过程中的主体性，他们不再仅仅是知识的接受者，而是能够主动参与并主导自己的学习过程。

此外，现代学习理论也强调学生的主体性。例如，社会认知理论和建构主义理论都强调学生在学习中是积极主体，能够通过参与活动和社会互动来建构知识。这些理论的提出不仅进一步支持了学生在学习过程中的主体地位，也促进了教育者推动个性化教育和学生发展的理念。

因此，人才培养对象并非仅仅是教育的客体，他们在学习过程中拥有一定的主体性，能够选择学习方式和探索学习内容，从而更好地适应未来社会的发展需求。在教育实践中，应更加注重激发学生的主体性，为其提供个性化学习和发展的机会，从而培养出更具创新力和适应力的人才。

（五）人才培养模式

人才培养模式的含义是"对培养过程的设计""对培养过程的构建"和"对培养过程的管理"，通过实行培养模式去实现人才培养目标，是一种对于培养过程的构建和设计。

许多研究者对人才培养模式的属性存在争论。有些学者认为其是一种实在、具体的过程结构，而有人认为其是一种抽象的方式。然而，笔者认为人才培养模式强调的是认识与体验活动的过程，比如学生在课程学习、学术研究与实践活动中采取何种方式方法，按照怎样的程序和过程去进行学习。通俗来讲，人才培养模式是包括教学设计、学习方式、教学管理等各个方面的一种集成体系，旨在通过对培养目标进行明确和有针对性的设计，来引导培养对象的学习过程，以实现人才培养的整体目标。不同的人才培养模式，可能会着重强调不同的教学方式和学习策略，以及对学生的不同发展需求进行针对性培养。

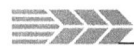

（六）人才培养制度

人才培养制度的含义是"用什么制度来保障人才培养的顺利实施"。这些制度涵盖了学校在培养人才过程中所采取的各种规定和措施，以及相应的管理机制和资源配置。在高等教育中，人才培养制度是确保学生获得全面教育，并使其具备相应技能和知识，顺利投入社会工作的重要保障。

作为一个全过程，大学生在高校中接受一系列严谨的教学和培养活动，这些活动都受到制度的指导和规范。例如，招生制度、教学计划制度、考试评价制度等，都为学生的学习和成长提供了规范和保障。通过这些制度的约束和引导，学校能够有效地组织教学活动，保证教学质量，激发学生的学习动力，培养他们的创新能力和实践能力。

另外，专业教育和通识教育是人才培养制度的重要组成部分。在专业课程设置制度、选课制度、学分制度、实习制度等方面，学校都会根据人才培养目标和社会需求进行制度设计和规定。这些制度的实施不仅有助于学生系统地学习专业知识，还有助于培养其综合素质和能力，使其更好地适应社会的发展和需求。

研究数据表明，健全的人才培养制度对学生的学习成效和综合素质的提升具有显著的促进作用。一项针对高校学生的调查研究发现，学生对于学校教学管理制度的满意度与其学习成绩和学术成就正相关。这表明，科学合理的人才培养制度不仅对于学生的学习和发展至关重要，也为高校持续发展提供了有效的保障。

第二节　体医复合型人才培养核心要素

一、基于医学治疗为主运动为辅的人群

（一）培养理念

在体医复合型人才培养的过程中，基于医学治疗为主运动为辅的人才培养理念是指将医学治疗作为主要培养方向，将运动作为辅助手段来提高学生的综

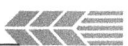

合素质和能力。医学治疗是保障人类健康的重要手段，对于疾病的预防、诊断和治疗起着至关重要的作用。在培养过程中，首先，学生需要系统学习医学基础知识，掌握各种常见疾病的诊断和治疗方法，培养临床思维和实践能力。通过医学治疗的学习，学生能够为患者提供有效的医疗服务，提高患者的生活质量。其次，运动作为辅助手段可以提高学生的身体素质和综合能力。运动不仅可以增强身体的抵抗力和免疫力，还可以促进血液循环、改善心理状态等。在培养过程中，学生需要参与各种体育运动项目，如篮球、足球、游泳，通过运动锻炼来提高身体素质和协调能力。

最后，基于医学治疗为主运动为辅的人才培养理念还需要注重实践教学和科研能力的培养。在培养过程中，学生需要参与临床实习和科研项目，通过实践来巩固和应用所学的理论知识。通过实践教学和科研能力的培养，学生能够提高自己的实际操作能力和创新能力，为未来的职业发展打下坚实基础。

基于医学治疗为主运动为辅的人才培养理念是一种综合性的教育理念，旨在培养具有医学治疗能力和综合素质的体医复合型人才。通过医学治疗的学习、运动锻炼、人文关怀和社会责任感的培养及实践教学和科研能力的培养，学生能够在未来的医疗工作中发挥更大的作用，为人类的健康事业作出贡献。

（二）培养目标

在面对慢性病人群时，医学专业的知识和技能是至关重要的。首先，医学专业人才需要对慢性病的病因、病理生理机制及相应的治疗方案有深入的了解。只有通过全面的医学评估和诊断，才能制订出科学合理的治疗方案。其次，医学专业人才需要掌握各种药物的使用和副作用，以便根据患者的具体情况进行合理的药物治疗。最后，医学专业人才需要具备良好的沟通和协调能力，能够与患者建立信任关系，并提供必要的心理支持。

然而，仅仅依靠医学知识并不能完全满足慢性病人群的需求。运动作为一种重要的康复手段，对于改善患者的身体状况和生活质量具有积极的影响。因此，体医复合型人才还应该具备一定的运动科学知识，能够根据患者的具体情况制订个性化的运动方案。例如，对于高血压患者，医学专业人才可以根据患者的身体状况和血压控制情况，设计一套适合他们的有氧运动计划，以帮助患者降低血压并改善心血管功能。

另外，此类体医复合型人才还应该了解营养学知识，能够为慢性病患者提

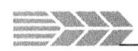

供科学合理的饮食建议。营养与慢性病之间存在着密切的关系，合理的饮食结构可以帮助控制血糖、血脂、血压等指标，减少慢性病的发展风险。例如，对于高血压患者，体医复合型人才可以推荐低盐饮食，并指导患者摄入富含钾、镁等矿物质的食物，以促进血压的稳定。

（三）培养主体

在体医复合型人才培养的过程中，基于医学治疗为主运动为辅的人才培养主体是高校和医疗机构。

高校在培养体医复合型人才中扮演着重要的角色。首先，高校需要提供全面的医学教育课程，包括基础医学知识、临床医学理论、实践技能等方面的课程。这些课程应该注重培养学生的医学思维和临床能力，使他们能够有效地进行医学诊断和治疗。此外，高校还需要提供相关的运动科学课程，以帮助学生了解运动对身体健康的影响，并掌握一些基本的运动训练方法。通过这样的教育体系，学生可以全面地学习医学知识和运动科学知识，为将来从事体医复合型工作打下坚实基础。

医疗机构也是培养体医复合型人才的重要主体。医疗机构提供了学生进行实习和实践的机会，让他们能够亲身参与医疗工作，并与专业医生和其他医疗人员进行交流和合作。通过实习和实践，学生可以将所学的理论知识应用到实际工作中，提高自己的临床能力和解决问题的能力。同时，医疗机构还可以为学生提供一系列的培训项目和讲座，帮助他们不断更新医学知识和技能，适应不断变化的医疗环境。

总之，在体医复合型人才培养的过程中，教育机构和医疗机构是主要的人才培养主体。政府和社会也需要积极参与其中，提供支持和资源。通过多方合作和共同努力，培养出更多具备医学治疗能力和运动科学知识的体医复合型人才，为健康事业的发展作出更大的贡献。

（四）培养对象

在体医复合型人才培养的过程中，基于医学治疗为主运动为辅的人才培养对象是具备医学专业知识和技能，同时具备一定的运动科学知识和能力的人才。

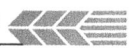

首先，培养对象需要具备扎实的医学专业知识和技能。他们应该接受系统的医学教育，掌握医学基础知识、临床医学理论、实践技能等方面的培训。他们需要了解人体解剖学、生理学、病理学等基础医学知识，并能够运用这些知识进行疾病的诊断和治疗。此外，他们还需要具备良好的临床思维和判断能力，能够根据患者的病情制订合理的治疗方案，并进行有效的医疗操作。

其次，培养对象需要具备一定的运动科学知识和能力。虽然医学治疗是主要的培养方向，但运动作为辅助手段可以提高学生的综合素质和能力。学生需要了解运动对身体健康的影响，掌握一些基本的运动训练方法，能够为患者提供个性化的运动建议和指导。此外，学生还需要了解运动损伤的预防和康复方法，能够在运动中遇到问题时及时处理和解决。

（五）培养模式

在体医复合型人才培养的过程中，基于医学治疗为主运动为辅的人才培养模式是一种综合性的教育模式，旨在培养具备医学治疗能力和综合素质的体医复合型人才。

首先，对培养过程的设计需要考虑学生的专业需求和职业发展目标。需要明确培养学生的核心能力和知识结构，确定培养目标和培养方案。在医学治疗方面，学生需要掌握基础医学知识和临床医学理论，具备临床思维和实践能力。在运动方面，学生需要了解运动对身体健康的影响，掌握一些基本的运动训练方法。通过合理的课程设置和教学方法的选择，学生可以全面地学习医学知识和运动科学知识，为将来从事体医复合型工作打下坚实基础。

其次，对培养过程的构建需要考虑教育机构和医疗机构的合作与支持。教育机构需要提供全面的医学教育课程，包括基础医学知识、临床医学理论和实践技能等方面的课程。医疗机构可以提供学生实习和实践的机会，让他们能够亲身参与医疗工作，并与专业医生和其他医疗人员进行交流和合作。通过教育机构和医疗机构的合作，可以提供学生全方位的学习和实践机会，使他们能够将所学的理论知识应用到实际工作中，提高自己的临床能力和解决问题的能力。

最后，对培养过程的管理需要考虑学生的学习动力和素质提升。管理者需要制订有效的教学计划和管理措施，激发学生的学习兴趣和动力。他们可

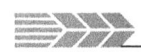

以通过课堂教学、病例讨论、模拟实训等教学手段，培养学生的实际操作能力和创新能力。同时，管理者还可以组织学生参加实践活动和科研项目，拓宽他们的视野和思维方式。此外，管理者还需要关注学生的综合素质，注重培养学生的沟通能力、团队合作精神和领导能力。通过有效的管理和指导，提高学生的学习效果和综合素质。

（六）培养制度

在体医复合型人才培养的过程中，基于医学治疗为主运动为辅的人才培养制度通过一系列制度和政策来保障人才培养的顺利实施。这些制度可以包括以下几个方面。

教育体系。建立完善的医学教育和运动科学教育体系，确保学生能够接受全面的医学和运动科学知识的培养。教育机构需要有相应的课程设置和制订相应的教学计划，提供高质量的师资力量和教学资源，以保证学生的学习效果和培养质量。

实习与实践机制。建立规范的实习与实践机制，使学生能够在医疗机构中进行实习和实践，并与专业医生和其他医疗人员进行交流和合作。医疗机构需要提供良好的实习环境和指导，让学生能够亲身参与医疗工作，提高自己的临床能力和解决问题的能力。

评估与认证体系。建立科学的评估与认证体系，对学生的医学治疗能力和运动科学能力进行评估和认证。这可以通过考试、实践操作、科研项目等方式进行，以确保学生的培养质量和能力水平。同时，还需要建立相关的职业资格认证制度，为学生提供就业和发展的机会。

政策支持与激励机制。政府和社会需要制定相关政策和法规，鼓励和支持体医复合型人才的培养。这可以包括资金支持、奖励措施、奖学金等，以吸引更多的人才从事体医复合型工作。同时，还可以建立激励机制，如职业发展通道、职称评定等，激励学生不断提高自己的能力和水平。

国际交流与合作机制。建立国际交流与合作机制，促进体医复合型人才培养的国际交流与合作。这可以通过组织学术会议、研讨会、培训班等活动来实现，让学生能够了解国际最新的医学治疗和运动科学研究成果，拓宽自己的视野和思维方式。

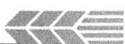

二、基于运动为主医学治疗为辅的人群

（一）培养理念

在体医复合型人才培养的过程中，基于运动为主医学治疗为辅的人群培养理念是一种将体育运动与医学治疗相结合的全新教育模式。这种理念强调通过运动来预防和治疗疾病，提高人们的身体素质和生活质量。同时借助医学手段对运动过程中可能出现的问题进行及时干预和调整。

以运动为核心，培养学生的运动兴趣和习惯。运动是人们生活中不可或缺的一部分，对于维持身体健康具有重要意义。因此，在体医复合型人才培养过程中，应注重培养学生的运动兴趣和习惯，使他们能够在日常生活和工作中自觉地参与体育锻炼，形成良好的运动习惯。

以医学为基础，提高学生的医学素养。医学是体医复合型人才知识的重要组成部分，学生需要具备一定的医学知识和技能，以便在运动过程中及时发现和处理健康问题。因此，在教学过程中，应加强对医学基础知识的教学，使学生掌握基本的医学理论和实践技能。

在体医复合型人才培养过程中，基于运动为主医学治疗为辅的人群培养理念是一种全新的教育模式，旨在通过运动、医学相结合的方式，培养出既具备良好运动素质又具备一定医学素养的复合型人才。这一理念的实施有助于提高人们的身体素质和生活质量，促进社会的健康和谐发展。

（二）学科特点

运动康复是指通过运动和体育活动来促进身体的康复和功能的恢复。它是一门综合性的学科，结合了运动科学、康复医学、心理学等多个领域的知识，旨在帮助受伤或功能受限的人群恢复正常的身体状态和提高生活质量。

通过适当的运动训练和体育活动，促进身体的康复和功能的恢复。它可以应用于各种类型的损伤和疾病，包括骨折、关节脱位、肌肉拉伤、脑卒中后遗症等。运动康复可以通过增强肌肉力量、改善关节灵活性、提高平衡能力等方

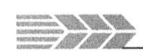

式，帮助患者恢复正常的日常活动和工作能力。

在运动康复过程中，专业的运动康复师会根据患者的具体情况制订个性化的康复方案。首先，他们会进行综合评估，包括身体功能、疼痛程度、心理状态等方面的评估，以了解患者的康复需求和目标。其次，他们会根据评估结果设计出适合患者的运动方案，并逐步引导患者进行训练和锻炼。

另外，越来越多的研究证明，运动康复对于心理健康的改善也起到了积极的作用。运动可以释放身体内的内啡肽等物质，使大脑产生快乐感，并缓解焦虑和抑郁情绪。因此，在运动康复过程中，心理干预也是非常重要的一环。专业的运动康复师会与心理学家合作，为患者提供心理支持和指导，帮助他们建立积极的康复信念和态度。

（三）培养目标

首先，运动康复学专业人才具备丰富的运动知识和技能。他们了解不同运动项目的特点和要求，能够根据患者的损伤类型和程度选择合适的运动方式。例如，对于膝关节损伤的患者，他们可以设计一套针对膝关节稳定性和肌肉力量的训练计划，以帮助患者恢复行走和跑步的能力。此外，他们还可以根据患者的身体状况和康复进展调整训练强度和频率，确保康复过程的安全性和有效性。

其次，运动康复学专业人才熟悉康复医学的理论和方法。他们了解不同类型的损伤和疾病对机体的影响，以及相应的康复策略。例如，对于骨折患者，他们可以结合骨密度测试、影像学检查等医学手段，评估骨折愈合情况，并根据结果制订相应的康复计划。此外，他们还可以使用物理疗法、按摩、牵引等技术来促进血液循环和软组织的恢复。

最后，运动康复学专业人才应具备良好的沟通和团队合作能力。他们需要与医生、护士和其他康复专业人员密切合作，共同制订和执行康复方案。同时，他们还需要与患者进行有效的沟通，了解他们的需求和意愿，并提供必要的支持和指导。这种团队合作的精神可以提高康复效果，增强患者的参与度和满意度。

总而言之，运动康复学是一门综合性学科，它通过多学科交叉融合、个性化康复方案、综合运用多种康复方法、强调功能恢复和生活质量提升、重视团队合作和沟通，以及不断更新和发展，为身体受伤或功能受限的人群提供科学

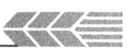

的康复服务。运动康复学的出现和发展为人们维持身体健康和提高生活质量提供了重要的保障和支持。

（四）培养主体

在体医复合型人才培养的过程中，基于运动为主医学治疗为辅的人才培养主体是多元化的。这包括以下几个方面。

高校和职业院校。高校和职业院校是培养体医复合型人才的主要阵地。这些学校通常设有体育、医学、康复等相关专业，通过系统的课程设置和实践教学，使学生掌握运动技能、医学知识和康复技能。此外，高校和职业院校还可以与企业、医疗机构等合作，开展实习实训，提高学生的实践能力。

医疗机构。医疗机构是体医复合型人才的重要培养基地。在这些机构中，学生可以接触到丰富的临床案例，学习到先进的医学技术和治疗方法。同时，医疗机构还可以为学生提供实习机会，让他们在实际工作中锻炼自己的能力。

体育组织和俱乐部。体育组织和俱乐部是锻炼运动技能的重要场所。在这些组织和俱乐部中，学生可以参加各种运动项目的训练，提高自己的运动水平。同时，这些组织和俱乐部可以为学生提供专业的教练和指导老师，帮助他们更好地掌握运动技能。

企业和社会组织。企业和社会组织也是体医复合型人才的培养主体之一。这些单位可以为学生提供实习和就业机会，让他们在实际工作中学习和成长。同时，企业和社会组织还可以与高校、职业院校等合作，共同开展人才培养项目。

政府和行业主管部门。政府和行业主管部门在体医复合型人才培养过程中起到重要的引导和支持作用。他们可以通过制定政策、提供资金支持等方式，推动体医复合型人才的培养和发展。

在体医复合型人才培养过程中，谁来培养人才这一问题涉及多个方面。首先，家庭和社会环境对学生的成长具有重要影响。家长和社会应该关注学生的全面发展，为他们创造良好的成长环境。其次，学校和教育机构是培养人才的主体，应该根据社会需求，调整课程设置，加强实践教学，提高学生的综合素质。此外，企业、医疗机构等用人单位也应该参与人才培养过程，为学生提供实习和就业机会，帮助他们更好地适应社会。最后，政府和行业主管部门应该加大对体医复合型人才培养的支持力度，制定有利于人才培养的政策，为人才

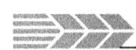

培养创造良好的条件。

总之，在体医复合型人才培养过程中，基于运动为主医学治疗为辅的人才培养主体是多元化的，包括高校、职业院校、医疗机构、体育组织和俱乐部、企业和社会组织等。要解决谁来培养人才这一问题，需要家庭、学校、企业、政府等多方共同努力，形成合力，为体医复合型人才的培养创造良好的条件。

（五）培养对象

在体医复合型人才培养的过程中，基于运动为主医学治疗为辅的人才培养对象主要是那些希望将运动与医学相结合，为人们提供更全面、更有效的健康服务的人才。这类人才需要具备一定的运动技能和医学知识，能够在运动过程中预防和处理各种健康问题，为人们的身体健康保驾护航。

培养体医复合型人才是为了满足现代社会对健康服务的需求。随着人们生活水平的提高，越来越多的人开始关注自己的身体健康，希望通过运动来保持健康。然而，运动过程中可能出现各种意外，甚至引发一些慢性疾病。因此，需要一批具备运动技能和医学知识的专业人才，为人们提供科学的运动指导和健康保障。

培养体医复合型人才是为了满足国家和社会的发展需求。随着我国经济社会的快速发展，人们对健康服务的需求越来越高。政府和社会对体育事业和医疗卫生事业的投入也在不断加大。在这个过程中，需要大量的体医复合型人才来满足各个领域的需求。

培养体医复合型人才能够提高医疗服务的质量和效率。传统的医疗服务往往只注重疾病的治疗，而忽视了疾病的预防和康复。而体医复合型人才则能够将运动与医学结合在一起，为患者提供更加全面、个性化的治疗方案。这样既能够提高患者的生活质量，又能够降低医疗成本，提高医疗服务的质量和效率。

培养体医复合型人才能够推动体育事业的发展。体育运动是人们生活中不可或缺的一部分，对于提高人们的身体素质和心理素质具有重要意义。然而，传统的体育教育往往只注重技能的培养，而忽视了运动员的身体健康。而体医复合型人才则能够将运动与医学相结合，为运动员提供科学的训练指导和健康保障，从而推动体育事业的发展。

培养体医复合型人才能够促进社会和谐发展。健康是社会发展的基石，只有人民群众身体健康，才能更好地投入工作和生活。而体医复合型人才则能够

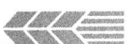

为人们提供全面的健康服务，帮助人们预防疾病、恢复健康，从而提高人们的生活质量，促进社会的和谐发展。

总之，在体医复合型人才培养的过程中，基于运动为主医学治疗为辅的人才培养对象主要是那些希望将运动与医学相结合，为人们提供更全面、更有效的健康服务的人。培养体医复合型人才能够满足现代社会对健康服务的需求，提高医疗服务的质量和效率，推动体育事业的发展，促进社会和谐发展。

（六）培养模式

在体医复合型人才培养的过程中，基于运动为主医学治疗为辅的人才培养模式是一种将体育与医学相结合的培养方式。这种模式旨在培养具备运动技能、医学知识和临床实践能力的复合型人才，以满足社会对健康服务的需求。为了实现这一目标，我们需要对培养过程进行设计、构建和管理。通过明确培养目标、制订培养方案、优化课程体系、加强师资队伍建设等，为学生提供全面、系统的教育；通过加强校企合作、实施双师制、开展课题研究、加强实践教学基地建设等，为学生提供丰富的实践资源；通过建立健全评价体系、加强过程管理、建立激励机制、加强与社会的联系等，确保培养出的人才能够满足社会的需求。

（七）培养制度

在体医复合型人才培养的过程中，基于运动为主医学治疗为辅的人才培养制度是指通过制定一系列政策、法规和措施，以确保人才培养模式的顺利实施。这些制度主要包括以下几个方面。

教育体制。建立完善的体育与医学相结合的教育体系，包括课程设置、教学方法、实践教学等方面。在课程设置上，要注重培养学生的运动技能和医学知识，使学生在掌握运动技能的同时，能够运用医学知识解决实际问题。在教学方法上，要采用多元化的教学手段，如案例教学、模拟实训，提高学生的实践能力。在实践教学方面，要加强校企合作，为学生提供实习实训的机会，使学生在实际工作中不断提高自己的综合素质。

师资队伍建设。选拔优秀的教师和医生作为师资队伍，提高教师和医生的教学能力和临床实践能力。对于教师来说，要具备一定的运动技能和医学知

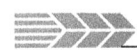

识，将运动与医学相结合进行教学。对于医生来说，要具备一定的教学能力，能够将临床经验传授给学生。此外，还要加强师资队伍的培训和发展，定期组织教师和医生参加培训和学术交流活动，提高他们的教育教学水平。

评价体系。建立以学生为主体、教师为主导的评价体系，对学生的运动技能、医学知识和临床实践能力进行全面评价。评价体系应包括理论考试、实践操作考核、实习实训评价等多个方面，确保学生在各个方面都能得到全面的评价。同时，要注重过程性评价，对学生的学习过程进行全程跟踪管理，及时发现学生的问题，为学生提供个性化的指导和帮助。

激励机制。通过奖学金、实习就业推荐等方式，激励学生努力学习，提高学生的自主学习能力和实践能力。对于表现优秀的学生，要给予一定的奖励和支持，鼓励他们继续努力；对于表现不佳的学生，要进行针对性的辅导和帮扶，帮助他们提高自己的能力。此外，要加强与社会的联系，关注社会需求，及时调整培养方案，使培养出的人才能够满足社会的需求。

管理制度。建立健全的管理制度，对人才培养过程进行有效管理。这包括招生、教学、实习实训、毕业就业等方面的管理。在招生方面，要严格选拔学生，确保招收到具备一定运动技能和医学知识基础的学生；在教学方面，要加强教学质量监控，确保教学质量；在实习实训方面，要加强与企业的合作，为学生提供实习实训的机会；在毕业就业方面，要加强就业指导和服务，帮助学生顺利就业。

三、基于无疾病以主动健康为主的人群

（一）培养理念

在体医复合型人才培养的过程中，基于无疾病以主动健康为主的人群人才培养理念是以预防为主、健康为导向的全面发展理念。这一理念强调通过科学的体育锻炼和健康管理，提高人们的身体素质和健康水平，预防疾病的发生，实现人的全面发展。

首先，这一理念强调预防为主。在现代社会，人们越来越重视健康问题，而预防疾病是最有效的方法。因此，在体医复合型人才培养过程中，应该注重培养学生的健康意识和预防意识，使他们能够在日常生活中主动采取各种措施

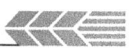

来预防疾病。例如，通过科学的体育锻炼来增强身体素质，保持良好的生活习惯，避免不良的生活方式。

其次，这一理念强调以健康为导向。在培养体医复合型人才的过程中，应该注重培养学生对健康的理解和认识，使他们能够将健康作为人生的重要目标和追求。同时，还应该培养学生具备一定的医学知识和技能，使他们能够更好地了解和管理自己的健康状况。例如，学生可以学习一些基本的医学知识，了解常见疾病的预防和治疗方法，掌握一些简单的急救技能。

再次，这一理念强调全面发展理念。在培养体医复合型人才的过程中，应该注重培养学生的综合素质和能力。除了体育和医学方面的知识和技能外，还应该培养学生的团队合作能力、沟通能力、创新能力等。这些能力和素质的培养有助于学生在未来的工作和生活中更好地发挥自己的作用。

最后，这一理念强调个体差异的重要性。每个人的身体状况和健康需求都是不同的，因此在培养体医复合型人才的过程中，应该注重个性化的培养方式和方法。例如，可以根据学生的兴趣和特长来设计相应的课程和活动，激发学生的学习兴趣和积极性；还可以根据学生的身体状况和健康需求来制订个性化的锻炼计划和健康管理方案，帮助学生更好地实现健康目标。

总之，基于无疾病以主动健康为主的的人群人才培养理念是以预防为主、健康为导向的全面发展理念。在培养体医复合型人才的过程中，应该注重培养学生的健康意识和预防意识，使他们能够在日常生活中主动采取各种措施来预防疾病；同时，还应该培养学生具备一定的医学知识和技能，使他们能够更好地了解和管理自己的健康状况；此外，还应该注重培养学生的综合素质和能力，以及个性化的培养方式和方法。通过这样的方式，可以培养出一批具有健康意识和实践能力的体医复合型人才。

（二）培养目标

首先，此类体医复合型人才的培养目标是具备扎实的体育学理论知识和实践技能。他们需要了解人体解剖学、生理学、运动训练学等相关知识，能够根据个体的身体状况和目标制订合理的运动方案。同时，他们还需要具备丰富的实践经验，能够运用各种运动技术和设备进行指导和管理。

其次，此类体医复合型人才的培养目标是具备一定的医学知识和技能。虽然体育学是主体，但医学知识仍然是必不可少的辅助工具。他们需要了解常见

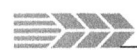

疾病的预防和治疗方法，能够识别和处理一些常见的运动损伤和疾病。此外，他们还需要了解药物的作用和副作用，能够在必要时提供基本的医疗建议。

最后，体医复合型人才的培养目标是具备终身学习和创新意识。随着社会的发展和科技的进步，健康管理领域的知识和技术也在不断更新和发展。体医复合型人才需要不断学习和更新知识，关注最新的研究成果和发展趋势。同时，他们还需要具备创新意识和解决问题的能力，能够将体育学的理论和方法应用到实际工作中，为个体提供更好的健康管理服务。

（三）培养主体

在体医复合型人才培养的过程中，基于无疾病以主动健康为主的人群的人才培养主体是多元化的，包括教育机构、医疗机构、社会组织、个人等。

教育机构在培养体医复合型人才方面起着至关重要的作用。大学应该开设相关的课程和专业，为学生提供全面的医学和体育知识。这些课程可以涵盖基础医学知识、运动生理学、运动心理学、健康管理等方面。同时，教育机构还应该注重培养学生的实践能力，通过实习和实践等方式，让学生能够将所学知识应用到实际工作中。

医疗机构也是培养体医复合型人才的重要主体。医院和其他医疗机构可以为学生提供实习和培训的机会，让他们能够接触到真实的医疗环境和患者。通过参与临床工作，学生可以学习到医学知识和技能，并了解如何与患者进行有效的沟通。此外，医疗机构还可以开展相关的研究项目，为学生提供科研机会，培养他们的创新能力和科研能力。

社会组织也可以在培养体医复合型人才方面发挥重要作用。例如，健康促进组织、体育协会等可以开展相关的培训和活动，向公众传授健康知识和技能。这些组织可以通过举办讲座、培训班等形式，提高人们的健康意识和健康管理能力。同时，社会组织还可以与学校和医疗机构合作，共同开展人才培养项目，为学生提供更多的实践机会和资源支持。

个人在培养体医复合型人才方面也扮演着重要的角色。个人应该注重自身的健康和健康管理，通过积极的生活方式和科学的锻炼方法来预防疾病的发生。同时，个人可以通过参加相关的培训和学习，提高自己的医学和体育知识水平。个人还可以积极参与社区和社会组织的活动，为他人提供健康咨询和支持，发挥自己的作用。

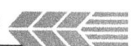

（四）培养对象

首先，这些人才应该具备扎实的医学知识。他们需要了解人体结构和功能，掌握常见疾病的诊断和治疗方法，以及药物的使用和管理等方面的知识。通过学习医学课程和参与临床实习，他们可以掌握医学的基本理论和实践技能，为人们提供专业的医疗服务。

其次，这些人才应该具备一定的体育知识和能力。他们需要了解运动生理学、运动心理学、运动训练等方面的知识，能够根据个人的需求和健康状况，制订合理的运动计划和指导方案。通过学习体育课程和参与体育锻炼，他们可以提高自己的体育素养和实践能力，为人们提供科学的运动指导。

（五）培养模式

在体医复合型人才培养的过程中，基于无疾病以主动健康为主的人群的人才培养模式是一个综合性、系统性的过程。它需要对培养过程进行设计、构建和管理，以确保培养出具备医学和体育知识，能够为人们提供健康管理和促进健康的专业人才。

对于培养过程的设计，需要考虑以下几个方面。首先是目标设定，明确培养人才的目标和要求，包括医学知识和技能、体育知识和能力、沟通能力和团队合作能力等方面。其次是课程设置，根据培养目标，设计相关的医学和体育课程，确保学生能够全面掌握相关知识和技能。同时，还应该注重实践环节的设置，通过实习和实践项目，让学生能够将所学知识应用到实际工作中。最后是评估体系的设计，建立科学的评估机制，对学生的学习成绩和能力进行全面评估，以便及时发现问题并进行改进。

对于培养过程的构建，需要考虑以下几个方面。首先是教师队伍的建设，培养一支具备医学和体育知识的教师队伍，为学生提供专业的指导和支持。其次是教学资源的建设，包括教材、实验室设备、实训基地等，为学生提供良好的学习环境和条件。同时，还应该注重与企业和医疗机构的合作，为学生提供更多的实践机会和资源支持。最后是教学方法的创新，采用多种教学方法，如案例教学、小组讨论、实践项目，激发学生的学习兴趣和积极性。

对于培养过程的管理，需要考虑以下几个方面。首先是学生管理，建立健

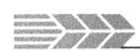

全的学生管理制度，包括学籍管理、考勤管理、奖惩制度等，确保学生的学习秩序和纪律。其次是质量管理，建立质量监控机制，对教学质量进行评估和改进。同时，还应该注重学生的个性化管理，根据学生的特点和需求，制订个性化的培养计划和指导方案。最后是师资管理，加强对教师的培训和管理，提高他们的教学水平和能力。

综上所述，在体医复合型人才培养的过程中，基于无疾病以主动健康为主的人群的人才培养模式是一个综合性、系统性的过程。它需要对培养过程进行设计、构建和管理，以确保培养出具备医学和体育知识，能够为人们提供健康管理和促进健康的专业人才。通过合理的设计和有效的管理，可以更好地满足社会对健康的需求，推动健康事业的发展。

（六）培养制度

在体医复合型人才培养的过程中，基于无疾病以主动健康为主的人群的人才培养制度是一个综合性、系统性的制度体系。它需要建立医学和体育教育相结合的课程体系、医疗机构和教育机构的合作机制、评估和认证制度及政策支持和激励机制等来保障人才培养的顺利实施。通过这些制度的建立和完善，可以更好地培养出具备医学和体育知识，能够为人们提供健康管理和促进健康的专业人才。

第三节　体医复合型人才培养核心要素的未来展望

一、健康需求

体医复合型人才的时代性是指在不同历史阶段和社会背景下，对体医复合型人才的需求、评价和培养方法会有所不同。在当今人们健康意识不断增强的社会背景下，我们更加注重培养具备医学知识和体育科学素养的体医复合型人才，以推动健康事业的发展。随着人口老龄化和慢性病患者数量的增加，社会对于体医复合型人才的渴求也更加迫切。因此，政府和教育机构都需要加大

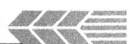

对于体医复合型人才的培养力度，以满足社会对于健康服务的需求。在当今时代，具备临床技能、科学研究能力、健康管理意识等多种综合素质的综合性人才将会更加受到社会的欢迎和认可。此外，体医复合型人才还可以在运动训练和竞技领域发挥重要作用。他们不仅具备医学知识，还了解运动科学和训练原理，能够为运动员提供科学合理的训练计划和营养指导，以提高竞技水平和预防运动损伤。一项关于职业足球运动员的研究发现，由体医复合型人才提供的综合性训练和康复方案可以显著提高运动员的身体素质和比赛成绩。这要求体医复合型人才不仅要关注个体差异，为每个人提供个性化的健康管理服务。这包括根据个人的生理、心理、生活习惯等因素，制订个性化的健康计划，提供针对性的健康干预措施，以实现最佳的健康效果。还要树立预防为主的健康观念，关注疾病的预防和早期干预。通过科学的健康教育，提高人们的健康素养，引导人们养成良好的生活习惯，降低疾病发生的风险。

随着科技的发展，体医复合型人才需要关注智能化的健康服务。这包括利用大数据、人工智能等技术，对个人的健康数据进行分析和挖掘，为人们提供精准的健康建议和服务。智能设备和可穿戴技术的发展也为体医复合型人才带来了更多的工作机会和挑战。

体医复合型人才需要具备全球化的健康视野，关注全球健康问题，学习国际先进的医学理念和技术。为此，教育部门和学校要加强与国际知名医学院校的交流与合作，引进国际先进的教育资源，提升学生的国际竞争力。

总之，面对日益增长的健康需求，体医复合型人才的培养需要不断创新和完善。只有这样，才能培养出更多具备专业知识和技能、较强实践能力、具有创新精神和国际视野的体医复合型人才。

二、人才需求

在当今社会，随着医疗技术的迅速进步和经济的飞速发展，对于体医复合型人才的需求呈现愈发迫切的趋势。这种复合型人才的专业性，即在医学领域内具备深厚的专业知识和技能，能够独立完成相关工作，已经成为许多行业所追求的目标。从医药健康产业到体育和健康管理领域，都急需具备较强专业性的人才来满足社会需求。

在竞争激烈的就业市场中，拥有良好专业素养和擅长融合医学与体育科学的人才，职业成功和发展的机会更大。这样的专业性不仅可以为个人赢得更多

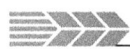

的发展机会，还可以为社会和行业带来新的思路和创新。通过将医学知识与体育科学相结合，这些人才能够为人们打造更健康的生活方式，推动健康管理与康复领域的发展。

此外，专业性的不断提升也有助于体医复合型人才更加清晰地规划个人的职业生涯道路。通过专业的培训和持续的学习，他们可以更好地把握未来的职业发展方向，更有针对性地选择培训课程或职业领域，从而更好地实现个人职业目标。

因此，作为一名优秀的体医复合型人才，除综合素质外，不断提升医学与体育科学领域的专业水平将是至关重要的。只有对专业性进行不断强化和提升，才能更好地迎接未来社会的挑战。

三、阶段需求

体医复合型人才的阶段性是指一个人在职业发展中所需要具备的不同能力和素质。随着时间的推移和社会变革，体医复合型人才阶段性也在不断发生变化。从学生到职场新人，再到职业发展的初期、中期和晚期，每个阶段都需要具备不同的能力和素质。

进入职业发展的初期，学生需要注重医学基础知识和体育科学素养的培养，包括解剖学、生理学、运动训练等方面的能力。同时，也需要关注特定领域的专业知识，以便将来进入工作岗位后更好地适应需求。而职场新人需要学会与患者互动、沟通和协作，建立良好的医患关系和团队合作意识。在职业发展的初期，需要不断提升自己的临床技能和科研能力。例如，在医学研究方面，科研人员需要掌握统计学、实验设计等多方面的技能；在临床实践方面，医生需要具备诊断、治疗和康复等方面的能力。此外，还需要具备一定的沟通、协调和领导能力，以便更好地管理团队和开展工作。

进入职业发展的中期，需要更加注重自我提升和终身学习，以不断适应市场需求的变化。此时，不仅需要具备深厚的医学专业知识，还需要有全局思考和判断能力，能够从宏观层面把握健康事业的发展趋势，并给出相应的解决方案。同时，也需要具备更高的沟通和领导能力，以便更好地管理和带领下属。

进入职业发展的晚期，需要思考自己的职业规划和转型，在多年的工作经验基础上做出最合适自己的选择。例如，一些医生可以转型成为健康教育专家或健康管理师，而一些科研人员则可以转型成为学术导师或科技企业的技术顾

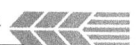

问。此外，创新能力和创业精神也变得越来越重要，一些体医复合型人才可以通过创业实践，将自己学到的知识和技能转化成商业价值。

体医复合型人才的阶段性是一个不断变化的过程。在不同的职业阶段，人们需要具备不同的能力和素质，并且随着时代和市场需求的变化，这些要求也会随之发生变化。因此，我们应该始终保持积极学习和适应市场的态度，以满足未来职业发展中的需求。

第五章 体医复合型人才培养实现路径

本章以现代社会发展对复合型医学人才的需求为立论依据，通过改革体育教学内容、教学模式，构建"医体融合"的体育课程方案，创建体医融合新的培养模式，体现优势特色。并从理论与实践两个方面出发，试图探索一条适合我国高等院校特点的体育教学改革和人才培养新道路，以期对培养既懂"医"又能"体"的复合型人才提供借鉴。

第一节 体医复合型人才培养理论模型

一、体医复合型人才培养理论模型研究现状

（一）现有理论模型分析

20世纪五六十年代，为应对因运动不足而导致的慢性病的高发，国外学者率先提出了近代体医融合理念，随着体医深度融合的发展，社会对体医复合型人才的需求日益凸显，各国积极探索适合本国国情的体医复合型人才培养模式。学者们在阐释体医深度融合内涵的基础上，提出了多种体医复合型人才培养模式。

在我国，虽然医学院校、体育院校都可以培养体医复合型人才，但两者培养目标各有侧重，医学院校偏重于医学属性，而体育院校则关注于运动属性，人才培养目标仍处于体医割裂状态，如何实现二者的协调统一是目前体医复合型人才培养面临的现实困境。

吴琳基于人才培养过程中实践不足的短板，提出"校企合作、强化技能"

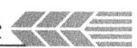

的人才培养模式。虽然此人才培养模式能够使学生更好地了解医疗行业的实际情况，提升学生实践能力，但过于聚焦于技能培养，可能会忽视学生的学术基础知识和理论学习。

温宇基于大健康背景，提出"体医融合4S店"模式，将体育与医疗融合，医生担任团队领袖，与运动治疗师、心理治疗师、志愿者、社工和患者家属合作，共同组成一支全新的医疗团队，为不同人群提供个性化全面服务。此模式会根据特定需求进行个性化干预，综合考虑医疗、护理、心理和运动方面的需求，长期有效促进健康。但此模式实施需要大量的时间、资源和成本，涉及复杂的管理和协调工作。

叶春明认为目前我国现有四种模式："社区卫生服务团队+社会体育知识"模式、"社会体育工作团队+医学知识"模式、"医学相关专业+社会体育知识"模式、"社会体育相关专业+医学知识"模式[52]。其中，"社区卫生服务团队+社会体育知识"模式旨在提高全科医生对健身和运动知识的了解，帮助他们更好地指导患者进行运动和健身活动。由于社区卫生服务人员整体学历层次较高，此模式的可操作性较高，但在实际中，卫生服务大多更重视医疗，且多数对继续教育培训不够重视。"社会体育工作团队+医学知识"模式以社会体育指导员为主体。目前，社会体育指导员数量多、体系健全，但学历普遍较低，医学知识储备匮乏，整体继续学习能力薄弱。"医学相关专业+社会体育知识"模式主要是将体育健身知识教授给医学生，医学生学习能力较强，整体素质较高，但医学院校大多缺乏"体医结合"思维，没有专门的"体医结合"教材。"社会体育相关专业+医学知识"模式依托于体育类院校，国家政策支持为社会体育相关专业发展提供了难得的机遇，但目前体育院校开展的与医学相关的课程较少，医学师资力量薄弱，此模式也难以满足"体医结合"人才的需求。

王国祥、沈圳等认为，由于没有科学的知识体系支撑，我国的体医复合型人才培养模式依然处于体医割裂状态[5, 61]。现阶段，我国医学院校与专业性体育院校相关专业开设不足，虽然各类专业院校培养了大批专业人才（运动康复师、体能训练师、社会体育指导员、健身教练等），但人才队伍建设中仍存在"医不懂体，体不懂医"的现象，导致体医复合型人才数量匮乏。

综观已有研究，可总结出尚存以下不足：第一，从研究视角看，现有探讨体医复合型人才培养目标的研究还存在体医割裂现象，而本研究将基于体医深度融合视角，重新定位人才培养目标；第二，从研究内容看，现有探讨国外先

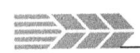

进经验的研究，还存在没有考虑我国国情的弊端，而本研究将在充分考虑我国国情的基础上，借鉴国外先进经验；第三，从研究方法看，现有的人才培养模式研究多从宏观定性上进行探讨，较少从微观层面构建研究模式；第四，从研究深度看，现有人才培养的具体方式方法探讨还停留在理论探讨阶段，真正在实践中发现并解决问题的研究偏少，本研究将努力填补这些不足和空白，努力构建新型体医复合型人才培养理论模型。

通过分析总结现有的体医复合型人才培养理论模型，我们发现目前体医复合型人才培养存在目标不清、体医割裂、缺乏实践的困境。总之，目前体医复合型人才培养模式研究多为宏观方面的探讨，具体实践路径探索较少，仍然存在重医疗轻预防、理论有余实践不足的弊端，如何构建适合我国国情的体医复合型人才培养模式，仍是巨大挑战。

（二）现有理论模型优化措施

国外人才培养模型值得我国借鉴。岳建军认为，美国构建的"运动是良医解决方案"值得借鉴，并提出我国政府应加快制定身体活动生命体征标准，设计相关顶层政策和策略。常凤研究发现，我国体医复合型人才培养缺乏法律法规保护，认为可以借鉴日本，通过医院附属健身俱乐部的形式开展体育与医疗的共生发展。但是，卢文云、贾三刚认为以上有关政策、法规方面的研究多为宏观研究，多数理论的提出没有充分考虑我国国情，在具体操作层面上缺乏实践检验，致使许多优秀的国外经验没有真正的落地生根[36, 44]。韩磊磊研究发现，我国缺乏人才资格认证体系，在人才培养质量上得不到政策扶持[96]。大多数发达国家都健全了专业的运动健康从业人员培养和评价体系，为体医融合实际工作的开展提供了人才保障，因此也值得我国学习借鉴。而倪国新认为可以借鉴美国（认证运动生理学家、认证临床运动生理学家）、澳大利亚（认证运动生理学家）及英国（运动转诊从业者）的做法，构建体医复合型人才培养体系和评价体系，通过设置不同人才资格认证门槛，在保证人才培养质量的同时，确保人才培养数量的增加[129]。

泰国通过《泰国健康促进法》的法律明确规定，保障了国民健康促进活动的有效执行；挪威通过立法手段，将《公共卫生法案》中的"卫生工作概述"方法作为促进多部门之间合作的重要手段；美国加州通过建立具体项目组的形

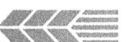

式，将数据收集、分析和总结得来的地方政府各部门健康状况形成文件，为国家政策的规划与发展提供可行性参考，推进政策项目中健康目标的落实。芬兰搭建了慢性病跨部门的合作机制，与教育、卫生、食品、体育等方面搭建健康协同保障体系，为我国体医复合型人才培养的实践路径提供了发展蓝本。我国《"健康中国2030"规划纲要》指出，要强化跨部门协作，促进全社会广泛参与，加强制度保障治理，深化体医协同发展，形成多层次、多元化的健康共治格局。但是，在体育与医疗庞大的行业体系中，人们还在探寻体医复合型人才培养的理论体系及其实现路径[116]。通过总结我国已有模型，吸取经验与弥补不足之处，借鉴国外优秀方案策略，有效推进我国体医复合型人才培养模型的构建。

二、体医复合型人才培养理论模型

体医复合型人才培养理论模型是一种关于如何培养能够在多个方面有所成就的体育人才的理论框架（图5-1）。该模型强调多部门的协同。

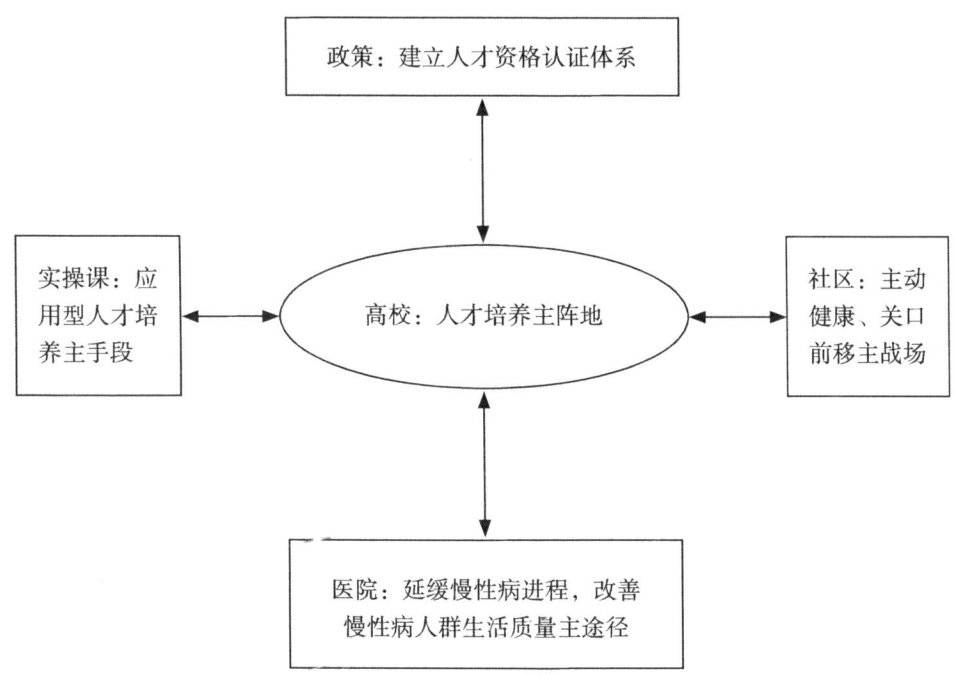

图5-1 体医复合型人才培养理论模型图

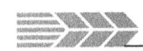

为了实现体医复合型人才的培养目标，需要整合各种优质资源，构建以政府政策为支持，高校为主体，实操课、社区和医院"三位一体"的复合型人才培养模型。该模型主要包括以下几个方面。

（一）政府支持

随着现代医学的不断发展，医学领域需要更多的跨学科人才来推动其进步。为了培养体医复合型人才，政府需要出台具有支持性的政策，同时建立完善的人才资格认证体系，让高校人才培养有法可依。探讨政府政策支持下的人才培养模式构建，包括人才资格认证体系的建立与完善、高校作为人才培养主体、校际合作与交流三个方面。

1. 人才资格认证体系的建立与完善

人才资格认证体系是指通过考试、评审等方式，对人才的知识、技能、经验、素质等方面进行评估和认证的一种制度。建立和完善人才资格认证体系，有利于提高人才的素质和能力，促进人才的流动和交流，推动人才的培养和使用。政府在人才资格认证方面采取了以下措施：加强对人才资格认证制度的研究和改革，完善认证标准和程序，提高认证的公正性和权威性；推广各类人才资格证书，如职业资格证书、专业技术职务任职资格证书、学历证书，为人才的职业发展和晋升提供支持；鼓励人才参加各种形式的人才评选和竞赛，提高人才的知名度和竞争力。

2. 高校作为人才培养主体

高校是人才培养的主要场所，也是政府推动人才培养的重要力量。政府在高校人才培养方面采取了以下措施：加大教育投入，提高高校的办学条件和水平，增加和提高高校人才培养的数量和质量；优化高校人才培养结构，加强对创新型人才和应用型人才的培养，培养具有国际竞争力的高层次人才；加强高校与企业、政府等社会机构的合作，增加实践教学和科研实践机会，提高人才的实践能力和应用能力。

3. 校际合作与交流

校际合作和交流是推动人才培养的重要途径，通过开展校际交流和合作，

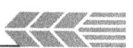

可以扩大人才的视野和交流范围，提高人才的专业素质和综合能力。政府在校际合作与交流方面采取了以下措施：鼓励高校之间开展互访、学术交流、合作研究等活动，促进人才的交流和合作；支持高校与国际知名大学、研究机构等建立合作关系，引进国际优秀人才和先进科技，提高高校的国际影响力和竞争力；加强高校与地方政府、企业等社会机构的合作，推动人才的产业化和应用型人才的培养。总之，政府政策支持下的人才培养模式构建，需要政府、高校和社会各方面的共同努力。政府应该制定更为完善的政策措施，高校应该创新教学模式和培养方案，社会各方面应该为人才的培养和应用提供更多的支持和机会，共同推动人才培养模式的不断完善和发展，为国家经济的持续发展提供强有力的人才支持。

（二）实操课在人才培养中的作用

加强人才培养的实习实践环节是促使人才从理论型向应用型转变的主手段，是促进人才成长的途径。尤其是在体医领域，各类人才需要具备多方面的知识和技能。为了培养具备丰富知识和技能的复合型人才，实践环节在人才培养中扮演着重要的角色。

1. 实践环节对人才培养的重要性

实践环节是体医复合型人才培养过程中不可或缺的一环。通过实践环节，学生能够将所学的理论知识应用到实际中，深入了解专业领域的实际情况和操作技能，同时也可以提高综合素质和实践能力。在实践环节中，学生可以通过实习、实验、实训等形式进行实践操作，加深对理论知识的理解和掌握，提升技能水平。在实践中，学生也可以发现问题、解决问题，提高自身的创新能力和实践能力。

2. 实操课培养复合型人才的有效性

实操课是实践环节的重要组成部分。在实操课中，学生可以学习和掌握专业领域的操作技能和实践经验，提高自身的实践能力和综合素质。通过实操课的学习，学生可以了解和掌握专业领域的实际操作技能和实践经验，同时也可以提高自身的综合素质和实践能力。实操课的学习可以让学生更快地适应工作环境，提高工作效率，为未来的职业发展打下坚实的基础。

在体医领域，实操课的学习对于培养复合型人才具有重要的作用。体医

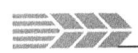

复合型人才需要具备多方面的知识和技能，而实操课的学习可以帮助学生掌握这些知识和技能，提高自身的综合素质和实践能力。因此，在体医复合型人才培养中，实操课的作用不可小觑。综上所述，实践环节在体医复合型人才培养中具有重要的作用，而实操课作为实践环节的重要组成部分，对于培养复合型人才必不可少。因此，在体医复合型人才培养中，我们需要注重实践环节的开展，加强实操课的学习，为学生的未来职业发展打下坚实的基础。

（三）社区是慢性病关口前移的主战场

慢性病是指病程较长、进展缓慢的一类疾病，如高血压、糖尿病、心脏病。据统计，全球每年因慢性病导致的死亡人数超过3800万，占全球死亡人数的63%。在中国，慢性病患病率也呈现出逐年上升的趋势，慢性病已成为影响我国国民健康的重要因素。慢性病的发生与生活方式、环境、遗传等多种因素有关，其治疗和管理需要综合性、个体化的医疗服务，这就需要培养体医复合型人才。然而，目前我国医学教育仍以传统的单一学科为主，体医复合型人才的培养仍存在不足。社区作为慢性病的主战场，承担着早期发现、诊断和管理慢性病的重要任务。社区健康理念的实践与推广，对于慢性病的防治具有重要的意义。社区健康理念强调疾病预防和健康管理，注重个体化、全过程的健康服务。社区医疗机构应当根据患者的不同情况和需求，提供个性化的健康管理方案，包括预防、治疗、康复和长期管理等多方面的服务。同时，社区医护人员也需要具备全面的医学知识和技能，以便为患者提供全方位的医疗服务。

除此之外，社区健康理念还强调患者参与和医患共治，建立起患者与医生之间更加紧密的联系，形成良好的医患关系。这不仅可以帮助患者更好地掌握自己的病情和治疗方案，还可以促进医患之间的沟通和信任，提高医疗服务的效果和质量。

综上所述，社区健康理念的实践与推广，对于慢性病的防治具有重要的意义。只有通过全方位的健康服务和医患共治，才能实现慢性病关口的前移，有效地减轻患者的疾病负担，提高他们的生活质量。

（四）医院是人才培养的主途径

随着人们健康意识的增强和医学科技的进步，体医复合型人才的需求越

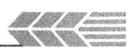

来越大。医院作为重要的医疗机构，在体医复合型人才培养中扮演着重要的角色。下面从运动处方在慢性病管理中的作用和医院与高校合作的实践与探索两个方面来探讨医院作为体医复合型人才培养的主途径。

一是运动处方在慢性病管理中的作用。慢性病是当今社会健康领域的重点问题之一。糖尿病、高血压、冠心病等慢性病的高发率和复发率给患者带来了巨大的身体和经济负担。而针对这些慢性病，医院可以通过制定运动处方来管理患者的病情，达到控制病情、改善患者生活质量的目的。运动处方是指根据患者的具体情况，制订合适的运动计划和方法，来达到治疗和预防疾病的目的。运动处方不仅可以改善患者的身体状况，还可以提高患者的自主管理能力，增强其对疾病的认识和控制能力。同时，运动处方也是体医复合型人才的重要技能之一，医院可以通过培训医护人员掌握运动处方的制定和执行技能，提高其综合素质和竞争力。

二是医院与高校合作的实践与探索。医院与高校可以通过合作，共同培养更多的体医复合型人才。医院可以提供实践平台和临床资源，高校可以提供教学资源和理论支持。医院与高校合作的实践包括以下几方面。

开展联合培养项目。医院和高校可以联合开设体医复合型人才培养项目，开展课程教学和实践培训。通过共同制订课程计划，医院和高校可以将理论知识和实践技能相结合，培养具有更高综合素质的人才。

开展科研合作。医院和高校可以联合开展体医复合型人才相关的科研项目，共同研究体医复合型人才的培养和应用。通过科研合作，医院和高校可以共同推进体医复合型人才的培养和发展。

开展实践交流。医院和高校可以开展实践交流活动，医院可以为高校学生提供实践机会，让他们深入了解医院的临床工作。高校也可以为医院提供实习生和志愿者，为医院的工作提供支持和帮助。

第二节　体医复合型人才培养路径构建

体医复合型人才既需要懂医，也需要懂体；既要掌握医学相关知识，也要具备体育技能。这就需要政府提供资金、政策支持，学校建立完善的导师制度，为学生提供个性化的指导和培养计划，结合医学和体育等相关知识进行教学，依托实践基地、培养基地提高学生实践能力，利用学术交流会议提升学生

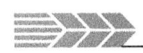

实践创新能力。在当今社会，体育和医学作为两个截然不同的领域，却在体医融合的趋势下呈现出日益密切的联系。体医复合型人才的培养，旨在培养具备医学知识和体育素养的综合性专业人才。为实现这一目标，需要在多个方面、多种路径下进行全面和系统的规划（图5-2）。

图5-2　体医复合型人才培养实现路径图

一、知识复合型实现路径

知识复合型实现路径，其主要目标在于通过系统化和结构化的教育路径，确保学生在体育和医学两大领域具备扎实的理论基础和实际操作能力。这不仅要求传统的教育模式要进行调整，更需要在师资、教材和教学方法等各个环节进行全面创新与优化。

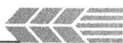

（一）师资

1. 双师型

体医复合型人才培养需要建设一支多元化的双师型队伍。这包括体育教师和专业医学教师的充分融合。专业医学教师将为学生提供医学理论知识，如解剖学、生理学等基础医学知识，而体育教师则负责教授实际操作技能和体育科学知识，指导学生了解、熟悉不同的运动项目，为体医知识融合提供基础。这种双师型模式旨在确保学生在体育和医学领域都能够得到全面而深入的指导。

2. 校内导师

在体医复合型人才培养中，校内导师充当着学生学科基础培养的坚实引导者，为学生在校期间的主要学科指导者的重要角色，负责为学生建立医学和体育领域的学科基础。在体医复合型人才培养中，校内导师对学生进行理论学习的引导、科研项目的指导和提供学术咨询，共同确保学生在学科基础上得以全面发展。通过校内导师的精心引导，学生将在体育和医学两个领域建立起坚实的学科基础。

3. 校外导师

为确保体医复合型人才培养更贴近实际需求，引入校外导师成为培养模式中的关键环节。校外导师可以来自医疗机构、体育科学研究所等专业机构，他们的参与对学生的学科视野开阔及实际运作经验的传授至关重要。他们能给学生分享体育和医学领域融合的最新发展动态，了解行业的多样性和复杂性。校外导师在提供理论知识的同时，更重要的是能够传递实际应用的经验，他们将通过分享自身在医学和体育领域的实际工作经历，让学生深入理解理论知识在实际工作中的应用，为学生未来的从业生涯提供实用性的指导。同时，校外导师更为重要的作用是能够培养学生的职业素养，老师们将分享他们在职场中所积累的沟通技巧、团队协作经验、职业操守等，帮助学生全面发展自己的职业素养。

4. 行业导师

行业导师在体医复合型人才培养中扮演着不可替代的关键角色。他们的

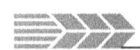

作用不仅在于提供实际职业指导和深入操作指导，更涵盖了对学生职业素养的全面塑造，使其能够更加无缝地融入实际职业环境。通过与行业导师的密切合作，学生不仅积累了深厚的理论知识，更在实践中培养了创新精神和解决问题的能力。这样的全方位培养为学生未来职业生涯的成功奠定了坚实基础，使其具备了更强的职业竞争力和适应性，从而为培养全面发展的体医复合型人才注入了活力和潜力。

（二）教材

在体育教育中，原有与医学相关的课程包括《运动解剖学》《运动生理学》《运动生物化学》《运动医学》，这给予教师足够的教学自由，让老师有充裕的时间对这部分知识进行教学，尤其是实践技能部分，能够做到分批分组，精准育人，让学生真正能够做到学以致用。《运动解剖学》《运动生理学》是所有体育学科的基础，要求讲课教师能够理论与实际紧密结合，提高讲课效率，吸引学生学习兴趣，积极探索相关性。教师要严格要求学生，可以用考试等方法让学生熟记一些理论知识，因为只有强大的理论基础打底，才能在实践时做到游刃有余。对于《运动医学》《体育保健学》这些课程，要在体医结合教学模式上进行深入挖掘，理论部分多加一些案例讲解，而实践部分则要多用模具等教学。进而构建属于"体医复合型人才"培养的特色高水平教学资源库。

借鉴国内国外体育专业课程设置经验，专业课程设置要以学科与模块相结合的方式组织，实施强调学科系统性和完整性，专业课程开设要分为必修课和选修课，供学生有针对性地自主选择。高等体育院系体育专业课程设置应遵循知识覆盖面广、通识教育与专业教育相结合的方式，给学生提供较多的自主选修学习的机会，所开设的课程内容新颖，课程设置和教学内容注重实用性。在课程设置上应有较强的针对性，充分满足市场需求，在学生掌握体育与医学理论知识与技能基础上，还应该组织实施拓展训练、心理学教育和社会适应能力锻炼，以促进学生全面发展。课程设置要宽泛，学科内容要丰富、跨度要大，要能满足不同人的不同需求，为他们踏上工作岗位之后胜任工作并能获得更好的发展提供保障。课程设置应具有一定的灵活性与开放性，突出专业方向的特色，不断引入最新知识，引入适应社会发展需求的知识与技能，作为培养体育教师和社会指导员的体育院校，就必须设置足够的体医结合的课程，将《中医传统功法》《健身气功》《康复医学》《推拿按摩学》《中医养生》《健康体

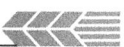

适能》《运动营养学》等课程融入体育教育的课程设置，打破传统倒挂式课程结构体系。传统倒挂式"专才"培养的课程特点为：知识的纵向考虑较多，主要是根据专业培养目标来设置专业课程，并由此倒推决定前期的技术基础课和基础理论课，形成专业需要什么就学什么的传统，不利于培养具有宽厚基础和广泛适应性的"复合型"人才。要打破传统模式，在体育专业课程体系的底部，设置一个最大化的"基础课平台"；在其顶部，构建一个能及时吐故纳新的专业选修课模块，保持课程体系的动态平衡。

（三）教法

完善体医融合人才培养课程体系，理论与技能相结合，打牢学生理论基础，提高学生实践动手能力。要使医学院校的毕业生掌握一定的体育健身知识与方法，能为患者的体育锻炼做出正确的指导；体育院校毕业生具备一定的医学知识与技能，能够运用医学的思维和方法进行健身指导；医学与体育高校也可以立足各自所长，优势共享，通过联合办学的方式培养"体医结合"复合型人才。综合利用案例分析、实验教学、跨学科讨论等多种教学方法，促进学生在医学和体育领域的跨学科综合素养和实际能力的培养。

二、技能复合型实现路径

（一）医疗技能

学生由具有丰富临床经验和工程技术背景的导师指导，学习医疗操作技能和跨领域实践经验；学习跨学科课程，涉及医学知识等多个领域的知识，掌握跨领域医疗技能；参与体医复合型人才实践项目，如医疗器械设计、医疗信息系统开发，锻炼医疗技能和解决实际医疗问题的能力；利用虚拟现实技术或模拟器进行医疗操作的训练，提高操作技能和应对医疗情况的能力。

（二）康复技能

学生学习康复医学、物理治疗、职业治疗等专业，并深入学习康复理论、

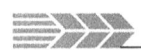

康复评估、康复训练等知识；参与康复医疗机构的实习和实训，参与康复患者的评估、制订康复方案和实施康复训练，积累实际操作经验；参加相关的康复技能培训课程，学习康复治疗方法、康复设备的使用和康复训练的技术要点；在康复机构或医院康复科工作，不断积累实际康复工作的经验，不断改进和完善自己的康复技能；参加进修或培训班，学习康复领域的最新理论、技术和治疗方法，不断更新自己的专业知识和技能。

（三）运动技能

学生学习人体解剖学、生理学、运动生物力学等基础知识，建立健康运动的理论基础；掌握运动训练的原理和方法，包括力量训练、有氧训练、灵敏度训练等，以便能够指导他人进行科学的运动训练；通过参与运动实践，提高自身的运动水平和技能，可以选择参加运动课程、团队运动、个人训练等；寻求专业教练或运动医学专家的指导和辅导，学习正确的运动技巧和训练方法。

三、实践创新型实现路径

（一）校内实训

强化实习实践，增加校内实训基地。校内实训能够保证学生对专业基础知识的学习，增加岗位专项能力的训练，满足专业课"教、学、做"三位一体化的教学需要，能够形成同时兼具教学、培训、科研和服务社会的一体化、多功能和开放性的学校实训基地。还可以通过在原有实习实训基地的基础之上，完善各种实训科室，如运动解剖生理实训室、运动康复推拿实训室、运动康复实训室、理疗技术实训室、运动疗法实训室、运动防护实训室、体质监测与评价实训室。还可增加综合技能保障中心，对各种体育项目中的受伤学生和运动员进行及时康复和保护，增加大学生创业实践中心、校园医院实训基地（下设运动创伤科、按摩康复科、针灸理疗科等）。还可以根据学生专业和运动康复行业发展的需要，建立运动康复营养工作室、心理康复医务室、综合康复治疗中心等具有多种功能的培训基地。

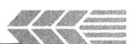

（二）校外实践

建立校外实践教学基地。包括各个项目的国家队和省市级体育队、运动队；各级骨科、康复类医院及普通医院康复科；各类保健门诊；健身俱乐部等专业对口、运行较为稳定的校外实习实践基地，满足广大学生系统性的实习需要。还可依托合作单位与事业单位，推动体医融合的教学实践模式改革，校企可共同制订教学培养方案，共同组织人才教学和培养，实施培养方案。最终，学校和企事业单位共同评价学生的培养质量[131]。据专业发展和运动康复行业发展的需要，与企业合作共同组建校外"运动康复中心"，用于满足技术服务、项目合作及学生顶岗实习就业的需要。

（三）学术交流

学术交流是向学术界和社会传播研究成果的重要途径，体医复合型人才可以通过学术交流向更广泛的受众宣传自身的研究成果和学术观点。学术交流提供了一个平台，让体医复合型人才能够了解和探讨最新的医学和运动科学研究成果，拓展视野，掌握前沿科研动态，促进学科交叉融合，促进不同学科之间的交叉融合，激发创新思维。向优秀学者学习，分享自身研究成果，接受同行评议，从而提高学术水平和研究能力。结识同行专家和学者，建立合作关系，共同开展跨学科研究项目，推动学科发展。

第三节　体医复合型人才培养的实践检验

在体医复合型人才培养过程中，实践检验是评估和改进培养模式的重要环节。通过系统化的实践检验，可以全面了解学生在实际环境中的表现和能力，发现培养过程中的不足和改进方向。实践检验不仅仅是对学生知识和技能的考核，更是对教学方法、课程设置和培养体系的全面评估和反馈。

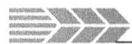

一、聊城大学运动康复人才培养模式

（一）聊城大学运动康复人才培养目标

在习近平新时代中国特色社会主义思想的指导下，坚定落实立德树人的根本任务，以山东为基地，辐射全国，以弘扬优秀传统文化、推进"体教融合"和"体医融合"战略为使命。致力于培养具有坚定政治立场、高尚道德情操、卓越的人文和科学素养、现代化的教育与健康理念及精通现代教育理论和康复医学理论的优秀学生。

确定人才培养定位，将特色课程与社会需求巧妙结合，走出一条符合实际的人才培养道路，着眼于培养"一体两翼"的体育师资，以满足社会对多层次、多领域体育专业人才的需要。为响应健康中国战略，专注培养"体医融合""体医结合"康复人才，结合传统中医整脊正骨技术，融合物理治疗、浮针针刀、功能训练等手段，致力于培养具备高水平运动康复技能的体医复合型人才。

（二）人才培养方案的构建

依据教育部高等学校教学指导委员会（以下简称教指委）的指导性培养方案，充分考虑社会需求，结合学院的发展基础与优势，有针对性地制订培养方案。专设特色方向课程，满足康复行业的实际需求。在体育学科领域课程的基础上，借助我校运动康复团队的优势，保证基础学科教学的同时，增设推拿按摩、中医整脊正骨、导引养生等课程，深入学习康复医学理论与技术实践，在"体医融合"领域进行超前尝试，以更好地满足社会需求。

充分发挥运动康复团队的康复技术优势，形成了独特的运动康复人才培养特色。整合中医康复技术、物理治疗手段和功能训练方法，引领"体医融合"运动康复复合型人才的培养。同时，学生在临床实践中展现出高超的能力，直接为国家皮划艇队、赛艇队、飞碟射击队等多个项目提供服务，并为冬奥会运动员提供康复保障。

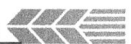

（三）完善课程建设模式

为构建更为完备的教育架构，我校制定了以学位公共课、基础课、专业课及专业选修课和专业实践课为主的多层次、多元化课程体系，形成了夯实知识技能、发展应用能力、提升专业素养的"三位一体"课程建设模式。

学位公共课注重培养学生的综合素质和跨学科视野，使其具备广泛扎实的知识基础和敏捷活跃的思维能力。这为学生进入更深层次的学科领域打下了坚实基础；基础课程的目的在于夯实学生的学科基础知识，课程包含了体育学科的基础理论和基本概念，为学生进一步深入学习专业知识奠定了基础；专业课程作为核心部分，旨在提供系统而深入的专业知识和技能，确保学生具备深厚的专业背景和实际操作能力。

在"三位一体"课程建设模式中，我校特别安排了康复方向选修课，以满足学生个性化的学习需求。这些选修课程涵盖了康复领域的拓展性内容，使学生能够根据兴趣和发展方向自主选择课程，发展多元化能力。最后，为增强学生的实际操作能力，我校设置了专业实践课，帮助学生将理论知识应用于实际情境，提升实际操作水平。

通过"三位一体"课程建设模式，我校旨在培养出不仅具备专业知识和技能，而且在综合素养和实际操作方面都有良好表现的专业人才，为他们未来的职业发展奠定坚实基础。

课程设置小型化，以拓宽学生知识面。在教指委指导性培养方案基础上，减少核心课程的学分占比，剩余学分增加专业技能课和选修课程；重视运动技能课程建设，提升学生发展能力。以专业技能课为主，提高学生专业技能，培养学生创新能力、实践应用能力，就业质量显著提升。运动康复方向特色鲜明，满足体医融合发展需求。以运动康复专业培养计划为指导，开设了功能解剖学、康复手段与方法、特色正骨整脊技术等课程。同时，学院强化康复技能训练，学生经过大量临床实践，可以独立开展康复治疗。近五年，入职聊城大学、山东体育学院、青岛理工大学、青岛农业大学、海南医学院等高校的毕业生有39人。

通过对实践课程精细管理，取得了显著的知识转化效果，学生参与教育实习与社会实践活动，确立明确的路径和评价方法，监督检查每个环节，切实推进知识转化，确保学生在实践活动中对所学知识灵活运用，使实践课程更具操作性和实用性，为学生提供了更加深入的学习体验，学生在实践中得到了更全

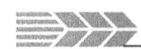

面的培养，能够应对未来工作和研究挑战。着力于培养具备实际操作能力和创新思维的专业人才，为学生未来的职业生涯奠定了坚实的基础。

（四）案例教学的使用与开发

积极开展专题化教学和案例教学，注重案例素材挖掘整理，已有成熟教学案例45个，培育教学案例20个。主要通过特定专业基础知识的综合，分析特定现实问题，并提出解决方案。教学过程中，理论课教学多采用"产品化"专题教学，应用类课程教学多采用"MBA"案例教学，运动康复专业课程多采用"临床教学"，提高学生的实操能力和应用能力。理论结合实践、技能结合临床，如上交叉综合征的功能训练、拇指外翻的矫正技术，通过教师的临床展示与相关康复环节的实践运用，促进学生快速、熟练地掌握专业技能。

（五）提高专业实践质量

全方位强化专业实践，重视实践基地建设，建立校内导师与校外导师、校内运动技能副导师联合培养机制，对专业技能训练、教育实习、社会实践活动等内容进行系统考核，形成多种特色。

专业实践基地"精品化"。建成稳定的校外专业实践基地4个，完全满足高质量运动康复类实习实训的需求，与国家体育总局体育科学研究所、国家队、体育文化发展中心、山东省体育局建立合作关系，获取更优质的实践与信息资源。

实践课程规划"精细化"。制定实践教学大纲，组织见习和校内模拟实习，开展专业社会实践活动等。大部分学生安排至实习基地集中实习，基地配备指导教师，严格指导与考核，有效保障人才培养目标达成。

康复临床实践"常态化"。入学初期，进入实习基地进行临床实习和实践活动。同时，研究生将带领本科生参与校内运动康复实训中心的志愿服务，为校内师生提供专业支持。这一举措旨在使学生在整个学习过程中都能够实际接触和参与康复工作，增加了他们的实践经验，使实践活动成为学生学习的常态化组成部分。

导师队伍实现"融合化"。为满足学生知识技能的全面发展需求，特别配置了校外导师和校内专业技能导师，这一组合实现了导师队伍中知识和实践能力的有效互补和融合，从而提升了学生的实践创新能力。这种融合的模式可以

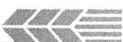

拓宽学生的学科视野，提供更为全面的导师指导和支持，使学生在实践中更具备独立思考和创新的能力。

（六）实行"导师制"的管理模式

1. 导师选聘及培训

严格按照《聊城大学研究生导师管理办法》进行校内导师和行业导师遴选与聘用，定期开展全员培训活动；学院邀请校外专家开展专题讲座，组织导师之间进行广泛的经验交流，促进对人才培养规律的把握与水平的提升。

2. 考核制度设置

贯彻落实《教育部关于全面落实研究生导师立德树人职责的意见》等文件精神，全面落实研究生导师立德树人职责，对有违反师德行为的导师，实行一票否决制。

3. "双师型"导师队伍建设逐步完善

一方面队伍具备医师、运动康复师等资质的教师5名，另一方面派出导师参加运动处方师、社会体育指导员培训师、教练员、裁判员资质等培训，双师素质型导师占比达75%。

4. 导师组制探索，制定导师组管理办法

按"学科团队+知识互补+年轻教师"模式，组建导师组，实行组长负责制，明确导师组的职责与权利，确定绩效分配办法，实现全过程管理、指导与监督。

（七）应用性成果的获取

1. 参加应用性研究

积极组织学生开展社会调查、社会实践、社会服务活动，自2016年以来，

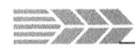
本专业（学位）研究生在校（学）期间发表学术论文100余篇。参加国际国内学术会议50余人次，会议专题发言12人次。其中运动康复方向研究生的实践应用研究成果在业内反响强烈，他们多次参与全国体育科学大会等会议。其中，中国康复医学会体育保健学会年会专门为我校师生开辟康复临床实践研究专题。

2. 应用性成果丰硕

鼓励教师积极创编教学案例并组织实施（进行课程案例教学）。同时，导师组织学生搜集案例素材、分析设计编写教学案例，不断提高学生的实践创新能力与应用设计能力。组织学生积极申报山东省（级）专业学位研究生应用实践成果奖，以评促研，以报促教，《山东省中学体育运动技能教学的有效性案例分析》《山东省中学体育教学的有效性案例分析》获得山东省专业学位研究生优秀实践成果奖；《上交叉综合征BST功能促进方案设计》获得聊城大学（校级）优秀实践成果奖。

3. 积极参与课题研究

组织研究生积极参与学院和导师（应用性）课题研究，先后（参与）获批国家级与省级大学生创新创业计划项目、山东省青少年教育科学规划课题大学生学术课题12项。

4. 考取职业资格证书

在运动康复方向研究生中，近80%学生考取了高级按摩师、运动康复师等证书。并有4人经国家中医药管理局考核后授予职业认证督导员等。

在健康中国背景下，聊城大学运动康复方向研究生始终牢记服务社会的基本职能和社会责任，30余次参加国内外重要学术会议，20余次为大中小学、社区、企业举办康复保健专题讲座，为3000余名中小学生进行脊柱侧弯筛查、评估及干预性治疗。新编八段锦、太极行脊功法惠及学校师生和社会各界。运动康复实训中心每年服务本校师生近4万余人次。运动康复专业毕业生进入高校、国家队、医院等，实现了高质量就业，为保障公民健康、健康中国建设勤奋工作，获得社会的广泛关注与一致好评。

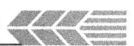

二、聊城大学体医融合人才培养面临的问题和挑战

围绕体医交叉领域的发展趋势及我国在该领域所采取的相关措施，近年来多所院校已开始探索体医融合人才培养项目。教育部颁布的相关举措也明确了对交叉学科的鼓励和支持。尽管如此，我校体医复合型人才培养仍然面临一系列挑战和问题，亟待寻求解决方案。在相关课题的专家研讨中，对体医融合人才培养的现状、问题和挑战进行了简要的说明。

（一）培养目标与服务领域界定模糊

体医融合人才培养近年来得到了高校的广泛重视，申办开设相关专业的院校数量有上涨趋势，但新开设专业聚集在少数方向。聊城大学体育学院近三年来运动康复专业招生人数上涨，学生人数增多。但是，体医融合人才培养仍处于探索阶段，体育学院根据医疗相关行业与市场的人才需求和学校自身实际情况制定人才培养方案和目标，以创新的精神设计体医融合人才培养路径。而且，由于目前大部分院校对体医融合专业的培养目标、定位和服务领域界定不清，申办专业有跟风的趋势。聊城大学体育学院体医融合人才整体培养路径的构建在学科交叉方面存在不足，具有一定的局限性。

（二）学科与专业依托定位局限

体医复合型人才学位授予目前主要依托医学门类下的生理解剖学、临床医学、康复手法和体育学门类下的运动生物力学、运动训练学等。其中，医学门类下的各专业只能授予医学学位或理学学位，不能授予体育学学位。同时，体育学门类下只能授予教育学学位和体育学学位。由于各高校间缺乏统一的规范标准，在不同学校中，同一学位的学术内涵和毕业生职业胜任能力大不相同，我校运动康复学生在完成全部培养计划后，由于体育门类限制，只能授予体育学和教育学学位，限制了学生更好地就业，这会对学生进行知识学习和临床实践的积极性产生影响。同时，由于学科之间交流减少，体医融合人才培养容易在医学教育和体育学教育两方面产生问题，专业课简单叠加、超长时间的学制

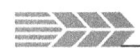

和高学习成本，这些都导致跨学科深造受阻，对于学生的培养缺乏医学方面完整的培养体系和评估标准等，最终导致运动康复专业人才培养和产业分工方面的协同不足，学科与专业依托定位模糊。

（三）学位类型定位不统一

依托不同学科，体医融合人才可获得学术学位或专业学位。但从目前来看，毕业生获得的学位类型主要取决于培养院校的已经取得的学位授予资格，而非培养目标和培养过程。体医融合学术学位和专业学位在生源专业、课程设置、临床实践、科研训练、毕业要求等方面尚缺乏明确分类，各高校之间也缺乏统一规范。我校运动康复方面研究生仍在社会体育指导专业下进行培养，硕士毕业后仅颁发体育学或教育学毕业证，这不利于国家相关紧缺行业应用型人才培养，急需通过更清晰的顶层设计和配套政策支持，以国家战略和社会需求为导向，实现不同学位类型的差异化协同发展目标。

（四）生源结构不合理

体医融合生源专业结构横跨不同门类的多个一级学科，这导致在研究生招生过程中产生部分问题。学科门类限制研究生调剂，导致考生只能在医学和体育学之间二选一，即使专业高度相关也无法正常进行调剂。考试科目限制了考生跨门类深造，体育学毕业生难以获得医学门类入学资格，而医学生由于体育专业技能相对较差，在体育学考试中同样不具竞争优势。本科教育和研究生教育衔接不畅，在传统的人才培养模式下，体育学和医学院校开办体医融合本科教育，并未充分考虑研究生阶段的跨学科衔接。且受专业设置、学习年限等限制，学生的知识结构相对单一，课程中存在不同专业知识的简单堆砌，没有进行深度有效的融合，这导致医学生体育基础薄弱，体育学生医学素养不足。

（五）认证准入体系不健全

相对于临床医学等已经建立了相对完善的教学评估和认证体系，我国体医融合人才培养工作尚未建立统一的教学评估体系，各高校在培养模式、教学内

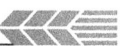

容、教学方法、课程体系和质控环节上存在一定的盲目性和随意性。尤其是学生离开校园后，后续教育缺失，不利于以临床服务为目标导向的体医融合复合型人才不断发展的稳定性和可预期性。此外，相对于医师、护师、药师等其他已经获得立法规范和保护的行业，在医院为临床诊疗提供支撑的医工和医技人员缺乏完善的职业准入和考核机制，这已经成为整个临床质控链条的限制条件，也阻碍了体医交叉领域临床服务与教育培训、产业创新和科学研究的相互促进和可持续协同发展。

三、体医融合人才培养相关的战略建议

结合体医融合人才培养所面临的挑战和现实问题，立足建设具有中国特色的体医融合人才培养体系，培养开展高水平体医科技创新工作、服务健康中国战略的高水平复合型人才，本文提出关于体医融合人才培养战略发展的相关建议。

（一）以需求为导向，促建产学研共同体

国外一些知名院校认识到，体医融合人才培养对推动体育和医疗发展具有巨大的潜力。一些国外院校通过跨学院联合招收与培养体医复合型人才，取得了显著的成果。

相应地，在国家政策的指导下，国内医学院校与体育院校纷纷建立体医融合研究院、体医交叉研究中心等机构，以多种形式尝试推进体医融合人才培养。聊城大学体育学院的运动康复专业致力于培养既有体育素养又具备医学知识的综合型人才。

通过结合医学与体育的双重优势，该专业在课程设置上进行了有针对性的调整，突出了体医融合的特点，学生在实践中不仅能够掌握运动康复的专业技能，也能深入了解医学领域的相关知识。这一综合性培养模式有望使学生更好地适应未来医疗和康复行业的发展需求。

这表明，在体育学院与医学院之间，需要积极探索体医融合人才培养的创新路径。通过整合资源，培养出具有更高综合素养的专业人才，这也将有助于推动我国在体医融合领域的创新性发展。

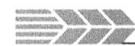

（二）保障培养质量，开展培养改革试点

在质量评估保障体系方面，我国体医教育尚未建立统一的教学评估体系，各高校在培养模式和质控环节上存在一定的盲目性和随意性。为适应我国实际情况，建议逐步开展系列培养改革试点，特别是在高端体医融合人才培养方面。一方面，应该充分强化、落实试点基地的建设，确保具备先进的教学设备和实践条件。另一方面，加强与国际高水平大学、科研机构的交流合作，通过引进国际先进的教育理念和培养模式，培养具有国际视野的高层次拔尖创新体医融合人才。

在这一过程中，需要规划好体医融合教师队伍的职业发展路径，通过提供良好的培训和发展机会，吸引和留住优秀的教育人才。同时，要全面覆盖培养全过程，包括教学条件、师资队伍、保障制度、产出导向等方面，确保每一个环节都具有指导意义和体医融合特色。通过定期开展学科专业评估，将人才培养质量作为"金标准"，可以确保教育教学质量，为国家培养更多具备深厚医学基础和体育知识的复合型医学人才。这一综合性的质量评估保障体系将有助于不断促进人才培养质量的提高。

（三）构建思政内涵，融入职业精神培养

将体医融合作为一个全新的专业学科建设，最重要的是探索、细化体医融合人才的思想政治培育内涵与构建职业精神谱系，将体医融合特色的思政培育融入育人全过程及师德师风建设。坚持立德树人的根本，紧抓教师队伍"主力军"、课程建设"主战场"、课堂教学"主渠道"三个方面，从制度、形式、内容，多层次、全方位地探索新要求、新途径、新方法，支持育人思政体系的建设，努力培养德智体美劳全方面发展的体医融合人才。体医融合人才的培养能够为社会输送复合型交叉人才，能满足当前社会对健康服务日益多元化、高端化的深层需求。体医融合人才的培养需要立足德育，以需求为导向，以制度机制为支撑，保质保量建成具有中国特色的人才培养体系，全面激发体医融合的发展活力。

第六章　体医复合型人才评价体系

为确保培养过程中的科学性和有效性，建立一套系统的、科学的体医复合型人才评价体系至关重要。本章将深入探讨体医复合型人才评价的基本概念与内涵，梳理其发展脉络，分析评价标准与基本要求，并强调评价的核心原则。在评价体系的设计中，我们将结合国内外的先进经验，立足中国国情，力求全面、客观、公正地衡量体医复合型人才的综合素质和专业能力，确保人才评价结果的科学性和权威性。

第一节　人才评价体系概念

一、人才评价体系基本概念

（一）评价学说

在国外，评价学说主要来自美国教育学家泰勒的评价理念，泰勒认为评价是确定教育目标在实际上被理解到何种程度的过程，即"评价过程在本质上，乃是一种测量课程和教学方案在多大程度上达到了教育目标的过程"。《现代汉语词典》对评价的解释为"评定价值高低"，《新华字典》对评价定义为"对事物估定其价值"。从词义来看，评价的本质就是对各种事情的价值判断。评价是一个包含一系列步骤和方法的连续性的过程，既可以评价现在，又可以展望未来。从辩证唯物论的认识论角度来看，评价属于认识范畴，人们的认识和思维具有反映、评价和创造的特性。人类的认知活动在本质上是反映、评价和创造的辩证统一。

151

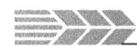

（二）人才评价体系

人才评价体系是用来评估和衡量员工在工作中表现和成就的一种体系。这种体系一般包括绩效评估、能力评价、目标达成等方面的评价内容，以及相应的评价标准和方法。人才评价体系并不是一个新的术语。人才评价体系，是指对相关专业水平人才的考核及职业资格和技能等级的评定，是人才评价体系工作的系统化、动态化、科学化的发展机制，是人才评价体系过程的一整套人才开发和管理的体系。2018年2月和7月，中共中央办公厅和国务院办公厅先后发布了《关于分类推进人才评价机制改革分类指导意见》《关于深化项目评审、人才评价、机构评估改革的意见》，明确健全完善人才评价体系，形成科学化、社会化、多元化的人才评价体系；坚持深化改革、多元评价、科学公正、以用为本，强调人才评价领域的深层次问题，建立科学的人才分类和评价机制；确定正确的就业方向，激励和引导人才的职业发展，激发人才的创新创业动力，在加快人才队伍的建设中发挥着重要作用。

二、人才评价体系发展脉络

人才评价自古有之，中国古代的科举制度就是一种典型的人才评估手段，通过科举考试，考察其是否符合官府供职岗位的要求。随着社会制度的变迁，科举制度被取消，但对人才进行评价的需求是各个时代都需要的。人才是当今社会中最为活跃的要素。自中华人民共和国成立以来，我国人才评价体系发展经历了五个时期。

（一）探索发展期

中华人民共和国成立以后，百废待兴。伴随着新民主主义革命的结束，迎来了社会主义建设的开始，因而我国迫切需要大量的人才来支撑。人才培养的工作成了我国快速发展过程中必须面对的重大问题。随着对社会主义建设的逐步探索，人才评价体系经历了复杂曲折的政策调整过程。新民主主义向社会主义过渡时期和社会主义建设探索时期，人才培养是人才评价体系工作的主要内容，人才评价活动贯穿其中。有关专业技术人员的选拔主要通过所在单位的领

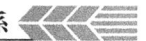

导或专业部门来进行考核评定，与国家干部晋升工作一样实行考核制。

（二）恢复期

1977年，国务院实行的高等学校招生工作得以开展，高考制度得到了恢复。1977年中共中央颁发的《关于召开全国科学大会的通知》提到，"恢复技术职称，建立考核制度，实行技术岗位责任制"。1986年颁布的《关于实行专业技术职务聘任制度的规定》，将20世纪50年代末开始实行的职称制度，改革为专业技术人员任职资格聘任制度，开始建立评价体系和评审机制。1990年随着《工人考核条例》的出台，人才的工作绩效开始进入人才评价的范畴。随着人才管理科学性的不断提高，人才评价的内容不断丰富。首先，人才评价工作的主体开始明确，逐渐恢复了组织部门和宣传部门的管理机制；其次，考试作为人才评价的选拔手段，相应的人才资源配置开始了市场化改革，使工作绩效等进入人才评价的范畴。

（三）快速成长期

随着中国特色社会主义建设时期的到来，中共中央、国务院印发的《关于加速科学技术进步的决定》《2002—2005年全国人才队伍建设规划纲要》等，使人才问题上升至国家战略问题，各领域的人才评价制度体系建设快速推进。依次推出了有关党政人才评价和企业经营管理人才评价制度，对考核内容、考核方式、考核程序、考核结果的评定和运用、考核机构等方面做出了明确的规定，将评价内容规范为德、能、勤、绩四个方面，重点考核工作业绩，对不同职位人员制定不同考核标准。

（四）科学发展期

随着中国进入全面建成小康社会的阶段，2003年，中共中央召开了中华人民共和国成立以来的第一次人才工作会议，对新形势下人才评价工作作出全面部署。在"以人为本"的科学发展观和人才强国战略指引下，人才评价制度体系进入了科学发展期。在这一时期，人才评价要求不断细化。在人才评价内容方面，除了以"能力和成绩为导向"外，还要突出品德和全面发展在人才评价

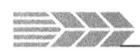

中的作用。这一阶段人才评价制度体系进入了科学发展时期，明确了人才评价制度建设的基本思路。

（五）体系制度发展期

随着党的十九大的召开，中国特色社会主义建设进入新时代。为适应全面深化改革和新时代建设需要，突破束缚人才发展的思想观念和机制障碍，这一阶段的人才评价制度建设主要围绕机制的完善和创新展开。这一时期，人才评价机制建设得到空前发展，人才评价步入科学化、分类化的发展轨道。围绕着经济社会发展和人才发展要求，分类建立不同职业、不同岗位、不同层次人才特点的评价体系，明确把品德作为人才评价的首要标准，把创新能力作为人才评价的核心内容。纵观我国人才评价制度体系的不断改革与发展，人才评价体系逐步走向法制化、科学化、专业化、规范化，政策针对性和操作性越来越强。

三、人才评价体系的标准

自古以来，国家就建立在人才治理和经济繁荣的基础上。历史也证明了这一点，一个民族或国家需要拥有优秀的人才才能快速发展。随着我国进入知识经济时代，人才对社会发展至关重要，建立公平、科学的人才评价体系标准的呼声越来越高。党历来高度重视人才工作，在选人用人与人才标准方面有一系列重要论断，《关于分类推进人才评价机制改革的指导意见》提出的人才评价标准传承集聚了党几代领导核心的人才思想精粹，并进行了发展，其中人才评价机制、人才评价标准都十分关键。如何把握新人才评价标准，如何将之引入人才工作实践中，《关于分类推进人才评价机制改革的指导意见》强调的创新人才评价机制还有哪些方面新意，本文将从知识、能力、品德、素养等人才评价标准相关要素的概念展开叙述。

（一）知识水平

知识经济时代高层次人才的知识水平应达到以下要求。首先，知识结构的有机性与动态性[63]。知识结构中的各种知识不是简单堆砌，应是相互补充、彼此关联的有机整体，并根据创新要求及目标的变化，适时充实和调整。其

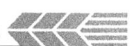

次，基础知识的广博性与跨界性。知识的广度与专业跨度会使人思路开阔，便于把多方面知识和观点联系起来产生新的见解。最后，专业知识的精深性和先进性。高层次人才专业知识不仅要精深，而且要新，这样才能赶超世界先进水平。对人才知识水平的评价不仅应涉及知识的广度、深度，更要考虑知识结构的合理性。结构越合理，所产生的成就与创造力也就可能越大，知识水平可通过考试成绩、文凭学历与专业技术资格等反映出来。

（二）技能能力

能力包括完成某种活动的具体方式，以及顺利地、成功地完成某种活动所需的个性心理特征。技能是执行具体工作任务的应用行为，能够以数量或品质评价其精通程度。完成一项任务或工作的技能水平是以达到的效果、耗费时间及应用的资源而定的。能力与技能是不同的，能力更具综合性、普遍性，技能更具技术性、专业性，能力的概念可包含技能。人才的能力结构由一般能力、特殊能力和社会综合能力组成。一般能力偏重认知方面的能力，包括观察力、记忆力、想象力、注意力和思维力。特殊能力是一种专门能力，是完成某种活动所需的专业能力或技能。社会综合能力是保证顺利地完成某种社会活动的能力，包括计划能力、协调能力、领导能力、创新能力等，其中创新能力是人才素质中最活跃的因素[65]。一个人创新能力的发挥要求知识结构更加完善，有一定能力经验的支持，以及良好的品德、心理状态等非智力因素的激发。对能力与技能的评价应更多地与解决问题联系在一起。

（三）道德品质

道德品质是社会道德关系和道德现象在人脑中的反映，是由社会或阶级的道德准则转化而成的个人相对稳固的个性品质的总和，是一个人长期遵守或违背道德行为所形成的和表现出来的道德品质。品德是个体的现象，不同于道德，其外在表现为行为态度与行为特征，内在表现为道德信念、道德情感与道德准则。在评价品德时，不是只涉及个体内在因素，同时应关注其外显行为，并由此推测品德水平。西方对品德测评的实证研究则倾向于用对道德两难问题的判断来评价个体的品德发展水平。品德的特性决定其评价难度，品德测评方法应该借鉴国外经典品德评价的经验，做到科学性、时代性和民族性的统一，

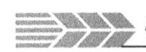

突出对理想信念、价值观、责任担当等方面的考核评价。

（四）职业素养

职业素养是指人才在职业道德、职业行为、职业态度等方面应具备的素质。包括对工作的敬业精神、团队合作能力、沟通技巧、责任心和道德品质。这是一个人在工作中需要具备的基本素质，也是对人才评价要求的一种标准。评价职业素养的标准包括职业道德、职业行为和职业态度。评价职业道德主要在于是否遵守职业道德规范，如诚实守信、客观公正；评价职业行为在于是否遵守职业行为规范，如遵守工作纪律、严守公司机密；评价职业态度在于是否积极主动、认真负责，如具有团队协作精神和服务意识。

具备较高的职业素养首先需要具备专业的知识和技能，用于评估人才的专业知识和技能是否与岗位要求相匹配，以及能否应对工作中的挑战。其次要拥有沟通能力和团队合作精神，用于评估人才与同事、领导和客户沟通交流的能力，包括表达能力、倾听能力，以及解决问题的能力。评估人才在团队中的合作精神，包括与他人合作的意愿、能力和效果。再次是职业操守，用于评估人才对待工作的态度和行为，包括诚实守信、责任心、保密意识等方面。最后是自我管理能力，评估人才对自己工作和职业发展的规划和管理能力，包括时间管理、目标设定、自我反思等方面。

（五）经验成就

经验与成就是一个人学习、工作与生活的积累。一个人在工作中的经验与成就是从已发生的事件中获取的，是认识的开端，上升为理论可以转化为知识成就。

学历、职称、论文可以归纳为个人的成就，这几项指标代表一个人现有的素质。学历代表一定知识水平，论文代表一定理论水准，职称代表达到的专业技术和学术层次。学历、职称、论文往往暂时处于静态，且具有可比性，长期以来一直被作为人才评价的主要标准。但随着社会知识快速更新，技术进步迅猛发展，偏重用静态指标来衡量人才不利于优秀人才脱颖而出。因此，《关于分类推进人才评价机制改革的指导意见》提出的"三不唯"（不唯学历，不唯职称，不唯论文）是从发展的眼光来看待个人成绩与资历，即不把这几项指标

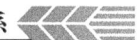

作为评价人才的唯一必要标准，从而有利于发现和使用优秀人才。

四、人才评价体系的基本要求

（一）职业能力是人才评价的根本条件

职业能力是评价人才的重要条件之一，它涵盖了一个人在特定领域内的专业知识、技能和经验，以及在工作中的表现和成就。然而，评价人才还需要综合考虑其他因素，如个人素质、人际关系能力、领导力和职业操守。真正的人才不仅需要具备卓越的才能和领导力，还需要具备高尚的品德，这些品德能够帮助人才建立良好的人际关系，提升凝聚力，并在职业发展中展现出更高的影响力和领导力。卓越人才所具备的才能，不在于知识的多少，也不在于积累经验的多少，而在于利用自己的知识和经验，实事求是地、创造性地解决问题，达到预定的目的。职业能力是衡量一个人能否在工作岗位上有所作为的最根本条件。要做好本职工作，就要具备一定的专业知识、专业技术，以及较高的专业素养。只有具备扎实的专业知识和较高的专业素养，才能把所学的知识运用到实际，为社会作出更大的贡献。

此外，职业能力的提升是一个人不断成长的根本条件。通过不断学习、实践和经验积累，个人的职业能力可以不断提升，从而更好地适应职业发展的需求，并取得更好的职业成就。同时，优秀的职业能力也可以帮助个人更好地应对职场挑战，实现自我成长和发展。在这个飞速发展的时代，人类社会一天的发展抵得上以往几百年、上千年的进步。而随着科学技术的飞速发展，"终生学习"已经成为一种普遍的趋势。缺乏专业的能力，就会制约人才的培养，从而影响民族的繁荣。因此，具有高素质的人才，是企业、国家在市场竞争中立于不败之地的重要保证。

（二）转变思维模式和评价方式

转变思维模式和评价方式是一个人不断成长和发展的重要途径。通过学习新知识、接受新观念，以及不断审视和调整自己的行为方式，个人可以实现思维和行为的转变，进而更好地适应环境变化、解决问题和实现个人成长。这种转变可以帮助个人拓展视野，提升自我认知，更好地应对挑战，实现个人目标。在当今社会，政府在控制和配置人才资源方面的作用是非常重要的，但市场也在对人才的评价和需求上发挥着越来越大的作用。因此，我们需要在保持传统选拔惯例的基础上，充分考虑市场和社会的需求，创造更加开放和多元化的人才选拔环境。这意味着在评价人才时，除了学历和专业技能外，还要考虑个人能力、创新潜力、适应能力等因素，以更好地满足社会和市场需求。在这个过程中，我们应该重视市场对人才的价值评判，为人才脱颖而出创造更加公平和开放的机会。

实现科学有效的人才评价体系需要进行思维和行为上的根本转变，摆脱政府对人才资源的过度控制和配置，让市场和社会来决定人才的身份和价值。同时，也需要多元化的评价标准，不仅仅依靠传统的学历、经验或技能水平来评判人才。这样才能更好地选拔出真正优秀的人才，推动社会的持续发展和进步。

在建立科学有效的人才评价体系时，需要从政府主导转向社会主导，以解决现有人才评价体系存在的问题。这包括制定多元化的评价标准，将硬性指标和柔性指标相结合，采用多种评价方法和方式，并加强对人才评价的管理和完善评价机制，以推动人才评价的公正性和准确性，并更好地发掘和发挥人才的实际作用。

在人才评价方面，需要将政府的主观评价转变为更为客观的评价。这包括采用多种认定方式，如社会评价、行业认可、个人自我认定，以更好地反映社会对于人才的客观评价。同时，加强对人才评价的监管和管理，以保证人才评价的公正性和准确性。

五、人才评价体系的原则

人才评价体系的原则包括客观公正、科学合理、公开透明、可操作性和时效性。这些原则可以确保评价的公正性、准确性和有效性，从而提高评价体系的可信度和有效性。建立客观、公正的人才评价体系，能正确地筛选人才，推动社会的发展。遵循什么样的原则，确立一个什么样的评价体系，一直都是基础性的问题。在此基础上，本文认为主要有三个原则。

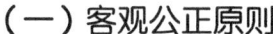

（一）客观公正原则

人才评价体系的原则需要遵循政治上的合法性，符合国家法律规定，并得到国家权威部门认可，根据事实和数据进行评价，而非主观臆测或个人偏见。评价过程应严格遵守法律法规，确保公正和透明，确保每个评价对象都能理解和接受评价标准。评价机构需建立严格的规章制度和操作流程，加强对评价结果的监管和管理，避免歧视和偏见，确保每个评价对象都有平等的机会接受评价。同时，考虑社会公正和公平，遵循评价标准和程序，并加强对评价结果的解释和公开，以确保评价结果的客观性和公正性，增强公众对评价的信任和认可。

（二）制度常规化原则

制订人才评价体系的方案，拟定人才评价工作计划和标准，组织专业测评，审核评价的结果，并进行定期评价。定期进行评价是人才评价工作的基本要求，也是保证人才评价结果持续、稳定和可靠的重要保障。评价需要按照制定的计划和标准进行，应当包括定期评价、综合评价和年度考核等环节，以确保人才评价工作的连续性和稳定性。

（三）实际可行性原则

人才评价中的实际可行性原则是指人才评价工作应当充分考虑评价对象的特点和实际情况，制定出具有可行性和实用性的评价方案和方法，以确保评价结果的准确性、公正性和实用性。实际可行性原则主要体现在评价方案、评价方法和评价结果三个方面。评价方案应考虑评价对象的实际情况和特点，以确保准确性和全面性；评价方法应符合评价对象的需求和实际情况，能有效反映评价对象的能力和素质；评价结果应能指导评价对象的职业发展和工作提升。这些原则能够保证评价结果的准确性、公正性和实用性。

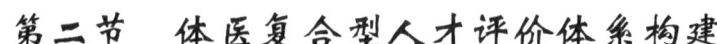

第二节　体医复合型人才评价体系构建

随着体医融合的发展与国家战略布局的推进，当代社会对体医复合型人才的需求日渐增长，体医复合型人才是确保健康中国战略顺利实施、实现体医融合、促进居民身体健康的重要基础，而体医复合型人才评价体系是分析与选拔体医复合型人才的重要保障。

一、体医复合型人才评价体系面临的挑战

体医复合型人才评价体系的发展需要协调各方面资源，全方面协同进行，其具体的人才评价指标的理论探索与实践研究一直处在发展中。当前，体医复合型人才建设仍在进行，评价指标尚未统一，这些因素阻碍着人才评价体系的建立。根据我国国情，当前体医复合型人才的培养主要依托于各个高校，但是在各高校中关于"体医融合"的专业开展较少，课程设置存在局限，不论是在培养的规模上，还是数量上，都较为欠缺[72]，并且临床专业学生的培养时间相较于其他专业来说较长。而体育专业在教学过程中往往缺少临床理论知识，其重心仍在技能教育。总而言之，当前我国体医复合型人才评价体系的建立与发展仍存在诸多挑战，主要表现在以下几个方面。

（一）评价内容设计的科学性不足

人才评价是人才培养的基础，理论建设的薄弱使得人才评价中气不足。在评价理论、评价方法和现实国情之间，对任何一种因素的过度忽视或过分强调，都将把人才评价引向误区。目前，已有众多高校采取综合性的人才评价体系，但是还缺乏一定的科学性。有些高校在评价体系上参考和借鉴其他学校的人才评价体系，并没有对本院校本专业进行深入的调研和了解，因而在人才培养方面出现了一定的偏差和降低了方法实施的有效性[80]。在评价的过程中，有较多高校将评价的重点放在了学生的专业知识和技能上，缺乏对学生创新能力、实践能力的考察。

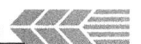

（二）评价主体缺乏多样性与针对性

评价主体缺乏专业素质，目前我国人才评价主体单一，缺乏多样性。在高层次人才评价和选拔上表现得更为明显，国有企业的选拔和管理大多是采用定性且单一不变的方法，评价主体较为单一，带有明显的按部就班的形式。与国外受过系统性训练的专业评价人员相比，虽然我国在不同行业中也有一部分优秀的人才专业评价人员，但是该类专业人员的数量不足，且质量层次不齐。现阶段人才的评价标准往往是由评价主体决定的，而且也会随着评价目标的改变而发生变化，因此使得已有的评价标准不够合理，不仅缺乏多样性，也具有较强的不确定性。

（三）评价方法单一，结果应用不足

随着就业形势的变化，社会对人才的需求越来越严格，人才评价体系的主体不能仅仅局限于高校，应该将国家政策和法律法规等纳入评价体系。由于我国在评价数据方面缺乏积累与收集的相关机制，人才技术开发不够，人才评价工具短缺。目前，各类人才评价主要依赖于平时的表现与作风，依赖于评价者的主观经验判断，从而使人才价值难以实现。体医复合型人才的工作往往涉及具体的实践操作，如运动康复、健康管理。因此，在评价时，需要注重考察他们的实践操作能力、解决问题的能力及创新实践的能力。我国人才评价应用领域狭窄，人才评价的结果价值与市场价值缺乏转换机制，评价结果反馈不够，评价效果难以检验。

（四）评价责任机制不足，监督机制尚未形成

人才评价是一个系统工程，涉及许多方面与环节，任何一个方面的疏忽与责任缺位，都将影响整体的人才评价效果。目前，人才评价的责任主要集中在组织人事部门，人力资源市场、具体用人部门与薪酬协会方面的相应责任没有得到激发与联动。人才评价与招聘聘用、薪酬待遇相互脱节，人才的评价价值、实际价值与市场价值缺乏良性的转换机制，缺乏评价主体的责任与约束机

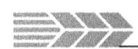

制，缺乏良好而有效的监督机制[84]。针对高校人才培养的人才评价体系，大多以专业学习成绩和平时表现来区分层次等级，因此需具有一定的责任监管机制，全面考察人才各方面发展，使其成为社会所需人才。

（五）评价体系内部缺乏契合性与协同性

目前，中国各类人才队伍的管理职权分散在政府的不同部门与机构，政策制定缺乏统一管理机制，人才评价方面的相关制度与法规难免相互割裂，甚至发生冲突；有些部门还会出现前后政策矛盾的情况，人才评价体系内部缺乏契合性与协同性，致使出现人才评价制度执行的低效性。在我国体医复合型人才培养方面，依然存在着目标不清、体医割裂等困境，同时对人才培养的评价体系也有缺少契合性和协同性等弊端，降低了人才培养政策实施的有效性。

二、体医复合型人才评价体系的构建

（一）体医复合型人才评价指标体系的基本框架

本文所构建的体医复合型人才评价指标体系框架见表6-1，包括基本指标、知识水平、综合能力、职业素养四个方面。

表6-1　体医复合型人才评价指标体系表

指标类别	评价内容	评价要求
基本指标	专业要求	体育或医学相关专业
	学历要求	本科及以上学历
	工作经历	社会体育指导、运动康复等相关机构实习的经历
	健康状况	心理和生理健康，热爱本专业，对体医融合有主观能动性
知识水平	体育相关知识	熟练掌握运动损伤与预防知识、能进行运动评估、开具运动处方、进行运动实践指导
	医学相关知识	熟练掌握人体生理学、基础医学等医学知识

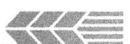

（续表）

指标类别	评价内容		评价要求
综合能力	核心能力	学习能力	迅速学习、掌握与消化新知识的能力，并能够学以致用
		决策应变能力	能够对相关病症做出迅速反应，合理果断地应对各种不同病症，在合适的时机做出正确的决策
		分析并解决问题的能力	面对不同的情况有正确的理解分析能力，并在分析问题的基础上解决问题
		创新科研能力	基于现实问题不断思考，解决问题；基于体医融合的现实情况不断创新
		抗压能力	在高压环境下，保持良好的心理状态，甚至高于平时的工作和学习能力
		沟通合作能力	表达准确、专业，掌握人与人之间信息交流技能，并能够与他人合作共处
	专业能力	专业工具应用能力	熟练掌握各种专业工具
		业务理解能力	熟悉并理解不同文化和行业标准
		团队协作能力	具备团队合作能力，能够与不同领域的人进行合作，共同完成任务
		国际化能力	能够适应全球化环境，具有跨文化交际的能力
职业素养	遵纪守法		遵守纪律，严守法律
	客观性		公平公正，客观性地解决问题
	职业谨慎		忠诚，以患者的利益为上；审慎，将专业决策、服务建立在合理的基础之上
	信息保密		对相关知识产权、患者的信息等依法进行保密

（二）基本指标

体医复合型人才基本指标的评价内容包括专业要求、学历要求、工作经历及健康状况。对专业的评价要求为体育或医学相关专业，学历要求为本科及以上，具有社会体育指导、运动康复等相关机构实习的工作经历，体医复合型人

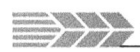

才的心理和生理要健康，热爱本专业，对体医融合有主观能动性。

（三）知识水平

体医复合型人才评价知识水平的内容包括体育和医学的相关知识。对体育相关知识的评价要求是熟练掌握运动损伤与预防知识，能进行运动评估、开具运动处方、进行运动实践指导；对医学相关知识的评价要求是熟练掌握人体生理学、基础医学等医学知识。

（四）综合能力

体医复合型人才综合能力的评价内容可以分解为"核心能力"和"专业能力"两部分，即从整体性和专业性两方面设定指标，对所培养的体医复合型人才的能力进行评价。其中，核心能力包括六个方面，即学习能力、决策应变能力、分析解决问题能力、创新科研能力、抗压能力和沟通合作能力，适用于对各专业人才进行整体性评价。评价要求分别为：能够迅速学习、掌握与消化新知识的能力，并能够学以致用，对相关病症做出迅速反应；合理果断地应对各种不同病症，在合适的时机做出正确的决策；基于体医融合的现实情况不断创新；在高压环境下，保持良好的心理状态；掌握人与人之间信息交流技能，并能够与他人合作共处。专业能力包括专业工具应用能力、业务理解能力、团队协作能力和国际化能力四个方面。评价要求为熟练掌握各种专业工具、熟悉并理解不同文化和行业标准、具备团队合作能力，能够与不同领域的人才进行合作，共同完成任务，能够适应全球化环境，具有跨文化交际的能力。

（五）职业素养

评价体医复合型人才职业素养的内容包括遵纪守法、客观性、职业谨慎、信息保密四个方面。评价要求为能够遵守纪律，严守法律；公平公正，客观性地解决问题；忠诚，以病人的利益为上；审慎，将专业决策、服务建立在合理的基础之上；对相关知识产权、患者的信息等依法进行保密。

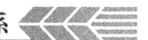

三、体医复合型人才评价体系应坚持的原则

体医复合型人才的评价体系应覆盖多个维度，包括医学专业知识、体育运动技能、团队合作、沟通能力等，以便更全面地了解体医复合型人才的素质，促进全民健身的发展，实现全民健身目标。

因此，体医复合型人才的评价应遵循科学性、专业性、动态性等多个基本原则，以确保评价体系的全面、科学和公正。同时，考虑体医复合型人才在医学和体育领域的多个方面，基于相关专业标准，采用科学、客观的评估方法，注重实践导向，灵活调整以适应不断变化的未来趋势，并以下列原则为指导。

（一）以社会价值为主的"导向性原则"

构建体医复合型人才评价体系的基本目的是迎合市场需求，以人为本，更好地识别、管理人才，为体医复合型人才的成长提供标准与导向。在健康中国战略背景下，体医复合型人才评价更需要兼顾社会的需要，以推动全民健身为目的，避免以学历、论文评价为导向。

（二）人才培养体系的科学性原则

体医复合型人才评价体系的建设要以科学性为基础，在坚持以市场需求为导向的的基础上，要遵循人才培养和人才成长的规律。合理地选定评价指标，确定好各指标的权重，还要保证各指标之间的独立性，且层层递进，层次清晰，目标明确。依据评价目的，全面、客观、准确地评价人才的真实水平。

（三）基于问题独特性的原则

体医复合型人才的评价体系建设应该全面考虑其独特性，涵盖医学和体育领域的多个方面。首先，具备医学领域的深厚专业知识是评价体系的前提，涵盖医学基础、疾病诊断、治疗方法等方面。同时，对体育领域的专业知识，包括运动科学、运动生理学、运动训练等方面也应该有充分了解。其次，评价应深度挖掘人才的跨学科能力，包括整合医学和体育知识应对复杂健康问题的能

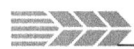

力，以及解决问题的创新思维。同时，在实际操作技能方面，也需要具备一定的体育运动技能，以及能够实际应用医学诊断、治疗、康复等方面的技能。在团队合作方面，应涵盖跨专业团队协作和清晰的沟通技能，确保能有效融入不同领域的团队。在创新和研究方面，要注重体现其在医学和体育领域的创新思维和科研能力，包括参与或领导相关研究项目。最后，还应关注其持续的学术发展和专业发展计划，确保其终身学习、更新知识，拥有明确的职业规划和发展目标。

四、体医复合型人才评价体系未来发展趋势

随着人们健康意识的提升和对全面健康的需求，健康产业、体育产业、康复医疗等领域对具备医学和体育双重背景的复合型人才的需求逐渐增加，为了提高学生竞争力、确保培养质量、适应社会需求、不断改进培养模式、促进教学质量提升，应从以下四个方面科学系统地评价体医复合型人才培养体系。

（一）综合评价

综合评价医学专业技能和体育运动能力，同时注重人文素养等综合素质，更全面地评估体医复合型人才。

1. 医学专业知识和体育技能

评价其对基本医学知识的掌握，以及对临床技能、医学实践经验、不同运动项目产生损伤的了解程度等方面。

2. 跨学科能力

评价其在多学科领域的学习和应用能力，包括对传统医学以外的其他学科知识的掌握和应用能力，如计算机及相关软件的应用。

3. 团队合作与沟通能力

考察其在团队中的协作能力、沟通能力及处理复杂医学问题的能力。

4. 创新能力

评价其在解决医学问题、应对医学挑战和处理运动损伤时的创新思维和实

践能力。

5. 社会责任感

评价其对社会的责任感、对患者的关怀和对医学事业的热情程度。

（二）多元化评价方法

采用多种评价方法，包括学术成绩、实践表现等，以全面客观地评价体医复合型人才的能力和水平。

1. 学术成绩评价

对医学专业的学习成绩和体育项目的熟练程度进行评价，包括考试成绩、论文成绩等。

2. 临床实习和体育运动成绩

对在临床实习中所展现的临床技能、医疗实践能力及体育外堂技能等进行评价。

3. 实践能力评价

包括对实习、志愿活动、科研项目参与、实习经历等综合实践能力的评价。

（三）个性化评价

根据个体特点和发展需求，设计个性化评价方案，促进体医复合型人才的个性化成长发展。

1. 医学专业知识

评估个体在医学专业领域的知识水平和专业技能，包括临床医学、医疗技术、综合案例分析等方面的能力。

2. 运动技能

对个体在体育运动方面的技能和能力进行评估，包括运动训练、运动损伤

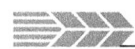

治疗等方面的专业技能。

3. 综合运用能力

评价个体在医学和体育领域的跨学科能力和综合运用能力，包括结合医学知识进行运动损伤治疗等方面的能力。

4. 心理素质

了解个体在医疗和体育领域的心理素质和心理承受能力，包括对病患或运动员的心理疏导和心理支持能力。

5. 研究能力

评估个体在医学和体育领域的科研能力和创新潜力，包括对相关领域的科学研究和学术贡献能力。

（四）国际化视野

考虑全球化趋势，将国际经验和标准融入评价体系，使评价更具国际竞争力。

1. 跨文化能力

评估个体对不同文化背景下的医学和体育实践的理解和适应能力，包括在国际环境下开展医疗和运动训练的能力。

2. 外语能力

考察个体的外语水平，包括专业术语的掌握和在国际交流中的表达能力。

3. 国际视野

评价个体对国际医学和体育领域的发展趋势和前沿知识的了解和关注程度，包括是否有国际学术交流和合作经验。

4. 跨国合作能力

考察个体在国际合作和交流中的能力，包括与跨国团队合作的经验和表现。

第七章 体医复合型人才培养的前景展望

第一节 社会发展对体医复合型人才培养提出新要求

一、全球化对体医复合型人才培养提出了新要求

（一）全球化使医学和体育领域的交流与合作更加频繁和紧密

随着全球化进程的加速，医疗技术、健康管理等领域的发展日益呈现出跨国性和多元化的特点。在这种全球化的趋势下，医学和体育领域之间的交流合作日益密切，涌现出诸多跨学科的研究与合作项目。这种交流合作趋势要求体医复合型人才具备更广泛的知识和专业技能，以适应不断变化的全球化环境。同时，培养体医复合型人才不仅需要着重强调专业知识和技能，还需要增强跨文化沟通能力、国际合作意识及拓宽全球化的视野。此外，跨学科的知识融合和创新思维也成为培养复合型人才的关键，并激发他们的创造力和解决问题的能力。建设这种完善的体医复合型人才培养模式将有助于满足全球化时代医学和体育领域的需求，为未来的跨领域合作和创新提供人才基础。通过专业知识和综合技能的培养，体医复合型人才将更好地适应不断变化的全球化环境，促进世界范围内的健康管理和医疗技术发展。

随着医学和体育领域的交流与合作日益频繁、紧密，体医复合型人才培养机构需要调整教育培养模式，加强国际化教育资源的整合，引入国际化教学内容和案例，提供跨文化交流的机会，培养体医复合型人才的国际合作精神和广阔的全球化视野。此外，体育与医学院校也需要注重培养学生的创新能力和团

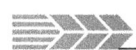

队合作精神，鼓励学生积极参与国际合作项目和学术交流，提高所培养人才的全球竞争力。

同时，相关院校、机构还需加强与国际体育、医疗机构和相关科研机构的合作，提供更多的国际化实习和交流的机会，拓宽国内体医复合型人才的发展空间。此外，政府相关职能部门可以出台相关政策，支持高等院校开展国际合作项目与交流活动，促进国际体医复合型人才的流动与合作，为体医复合型人才的培养提供更加优渥的环境和条件。

（二）全球化加速了医学和体育领域知识的更新和传播

随着全球化的推动，医学界和体育界的专业知识得以更快速地传播和更新，新的技术和理论不断涌现。在医学领域，全球化促进了不同国家和地区之间医疗技术和经验的交流，各类研究成果被广泛地分享，医疗专家们可以更及时地学习和应用最新的治疗方法和技术。而在体育领域，全球化促进了不同文化和国家的运动方式方法的交流，在大众健身方面，各类社会体育指导员和群众能够接触到跨越国界的最佳锻炼方式，提高健身水平，促进身心健康发展。

时至今日，伴随着全球化的不断深入，医学和体育领域的融合愈加密切，体医融合领域的知识更新和传播变得更加频繁。全球化使不同国家的医学和体育专家能够更加便捷地进行交流与合作，促进了相关知识的广泛传播和共享。这种跨越国界的交流与合作，不仅丰富了体医融合领域的理论研究，也推动了相关技术与实践的发展。

在全球范围内，医学与体育专家们通过国际会议、学术交流等方式互相交流最新的研究成果和临床实践经验，探讨和分享体育运动对健康的益处及医学科学对运动表现的影响。同时，不同国家的医学和体育机构也经常联合开展跨领域的项目和研究，结合最新的医学成果和运动技术，以期为提高大众健身水平、实现"健康中国"提供更科学的支持。此外，全球化也推动了体医融合领域知识的普及和应用。患有慢性病的患者、专业运动员、普通群众都能从全球各地获取到最新的医学和运动科学知识，从而更好地理解运动与健康之间的关系，调整自身生活方式与运动计划，提高健康水平。

总的来说，全球化加速了医学和体育领域知识的更新和传播，推动了体医融合事业的发展，但同时也要求体医复合型人才具备快速学习和适应新知

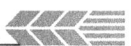

识的能力，能够不断更新自己的知识体系，与时俱进。

（三）全球化促使医学和体育领域的标准和规范趋于统一

在全球化的趋势下，医学和体育领域的标准和规范也趋于一致。这意味着，体医复合型人才必须具备国际化的视野和思维，能够熟悉国际标准和规范，具备跨国合作和交流的能力。跨文化沟通能力是至关重要的素质，因为体医复合型人才可能要与不同文化背景的专家和机构合作。同时，快速学习和更新知识的能力也是必不可少的，因为医学和体育领域的知识发展迅速，专业人才需要及时掌握最新的研究成果和技术进展。具备国际化视野和思维，帮助他们更好地理解和适应不同国家和地区的医学和体育发展现状，为跨国合作提供更加清晰的战略发展方向。

面对全球化的挑战，体医复合型人才需要不断提高自己的综合素养，以适应全球化的趋势。在不断的跨国合作与交流中，他们需要具备开放的心态和跨文化交流的能力，以解决因文化差异而带来的沟通障碍。同时，通过不断学习和积累国际化经验，能够更好地理解和应用国际标准和规范，从而更好地推动医学和体育领域的国际发展。因此，全球化的发展趋势要求体医复合型人才具备更高的综合素养和国际化的竞争力，从而为医学和体育领域的发展作出更大的贡献。

二、信息化对体医复合型人才培养提出了新要求

（一）信息化技术使医学和体育领域的知识获取更加便利和高效

信息化技术已经深刻地改变了当今获取知识的方式，对于医学和体育领域也不例外。在过去，医学和体育领域的知识获取可能需要耗费大量时间去翻阅书籍和文献，或者进行复杂烦琐的实地调研。而如今，信息化技术的发展使得这一切变得更加便利和高效。

首先，互联网成了医学和体育领域获取知识的重要途径。通过搜索引擎和专业网站，医学和体育领域的专业人才可以迅速获取最新的研究成果、学术文献、临床案例和运动训练方法。不仅如此，通过在线课程和学术论坛，专业

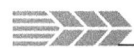

人才还可以与全球范围内的专家进行互动交流，获取和分享最新的知识和经验。这种及时、全面的信息获取方式大大提高了专业人才的工作效率和技能水平。

其次，信息化技术促进了医学和体育领域的知识整合和共享。通过云计算和大数据技术，医学和体育领域的数据得以集中存储和管理，不同地域、不同专业的知识和经验得以共享和交流。这种知识共享和整合不仅有助于加速医学和体育领域各自的研究和发展，还可以为体医融合事业提供更多的、全面的信息支持，并推动其发展。

总的来说，信息化技术的发展使得医学和体育领域的知识获取更加便利和高效，为专业人才的工作提供了便利和支持。然而，我们也应该意识到，信息化技术的发展并非一劳永逸，专业人才仍需不断学习和更新知识，培养信息获取与筛选能力，以更好地应对全球化背景下的机遇和挑战。

（二）信息化拓展了医学和体育领域的教学手段和方式

在现代社会，信息化技术的发展深刻改变了医学和体育领域的教学手段和方式。首先，信息化技术丰富了教学手段。例如，在医学领域，虚拟仿真技术可以帮助学生进行实验操作的模拟，减少了实验材料的使用，节约了成本，并且可降低实验过程中的风险。在体育领域，虚拟现实技术可以模拟真实的比赛情境，帮助学生进行反复训练。这些先进的技术为医学和体育领域的教学提供了更加生动直观的学习体验。

其次，信息化技术改变了教学方式。例如，远程教育通过在线直播、视频会议等方式，使知名专家的讲座能够覆盖更广的听众，学生在家中就能参与医生诊疗过程。此外，医学影像技术的发展，如医学三维可视化技术使医学教学更加生动形象。在体育领域也有类似的情况，通过视频教学、在线健身课程等方式，学生可以选择更适合自己的教学资源，提高学习的灵活性和个性化。

总的来说，信息化技术为医学和体育领域的教学带来了新的机遇和挑战，创造了更高效、生动的教学手段和方式。随着信息化技术的不断发展，知识培训不再受限于时间和地域的限制，人们可以随时随地进行在线学习和培训。这种灵活多样的学习方式有助于提高专业人才的综合素养，不仅有利于促进体医复合型人才的培养，也有利于提升整个行业的水平和竞争力。

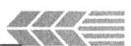

（三）信息化带来了医学和体育领域的数据化趋势

信息化技术的迅猛发展带来了医学和体育领域的数据化趋势。医学领域利用信息化技术，医疗数据得到了更加精准的记录和管理。医疗信息系统的建立使得患者的病历、检查报告、药物处方等数据可以得到更好的存储和共享，有效提高了医疗信息的利用率，有利于医生进行全面、准确的医疗诊断和治疗。在体育领域，信息化技术也推动了运动数据的收集和分析。通过运动传感器、智能手表等设备，身体数据、运动轨迹等方面的数据得到了更全面的记录。这些数据可以帮助了解人体自身状态，设计精确的锻炼计划和进行个性化指导，最大程度地发挥潜力。

总的来说，信息化技术的发展推动了医学和体育领域的数据化趋势，而医学和体育领域的研究和实践越来越依赖于数据的收集、分析和应用。对数据进行收集、分析和应用，有助于医学和体育领域的科研和实践取得新的突破。然而，随之而来的是数据隐私、数据安全等问题，这就需要更加严格的监管和保护机制以保障医学和体育领域数据的安全和合法使用。同时，这也要求体医复合型人才具备数据处理和分析的能力，能够熟练运用各种数据工具进行科学研究和实践活动。

因此，面对信息化的挑战，体医复合型人才需要具备信息获取和筛选的能力，利用信息技术进行学习和教学的能力，以及数据处理和分析的能力，这样才能更好地适应信息化的发展趋势，为体医融合事业的发展作出更大的贡献。

三、数字化对体医复合型人才培养提出了新要求

（一）数据处理与分析能力

数字化时代对体医复合型人才的数据处理与分析能力提出了新的要求，这需要他们具备更加熟练的技能和对知识深入的理解。现代医学和运动科学在实践中需要大量的数据支持，因此，体医复合型人才必须深入研究并掌握数据处理和分析技术，并更有效地应用于实践之中。他们需要具备扎实的统计分析能力，能够熟练运用数据挖掘和数据可视化工具，以便从大数据中挖掘出有价值

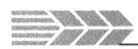

的信息和规律。此外，他们还需具备对不同类型数据的理解能力，能够根据数据特点选择合适的分析方法和工具，从而更好地理解和利用大数据对医学和体育领域的影响。

（二）跨界合作与交流能力

当前医学和体育领域的跨学科合作已经成为时代趋势，数字化时代强调跨界合作与交流，体医复合型人才需要具备跨学科、跨领域的合作能力，能够与信息技术专业人才、医学专家、体育教练等多方合作，共同推动数字化技术在医学和体育领域的应用和发展。这种跨学科合作不仅能够促进创新的跨界融合，还能够提高解决问题的综合能力和水平。体医复合型人才需要在实际项目中与相关领域的专家紧密合作，共同利用数字化技术解决医学和体育领域的实际问题，推动数字化技术在医学和体育领域的广泛应用。

（三）教学与实践的数字化转型

随着科技的飞速进步和信息时代的到来，医学和体育领域的跨学科合作成为推动这两个领域发展的重要力量。数字化技术的广泛应用更将这种合作提升至一个新的高度，对体医复合型人才提出了新的要求。他们不再仅仅是单一学科的专家，更需要有能力跨越学科界限，与来自不同领域的专业人士携手合作。

在医学领域，数字化技术可以用于改善病人管理、实现遥感监控及优化诊断流程等。而在体育领域，数据分析、智能穿戴设备及运动生物力学软件等数字化工具能有效提高运动员的训练效果和比赛表现。体医复合型人才需要的是多元化的知识背景和技能集合，能够理解并应用这些先进技术，推动其在医疗诊断、患者康复、体育训练和竞技表现提升中的整合和应用。

为了达成这一目标，体医复合型人才需要积极与信息技术专业人才沟通，理解数据分析、人工智能、机器学习等技术。通过与医学专家协作，他们可以探索这些技术在临床研究和患者治疗中的潜在用途。与体育教练的合作则能帮助他们将数字化方法应用于运动员的训练和比赛策略中，从而优化运动表现。

在实现数字化创新和提升服务水平方面，这种跨学科合作不仅促进了两个领域内部的信息和资源共享，而且也催生了新的研究和应用领域，如健康信息

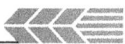

学、运动数据科学。因此，体医复合型人才的教育和训练应当包括跨学科交流的专项课程和项目，以便他们能够在实际工作中有效地运用数字化技术，解决医学和体育领域中的具体问题，推动整个行业的进步。同时，这种合作机制也有助于培养具有全局观的领导人才，使他们能够在未来的数字化世界中引领变革。

（四）创新意识与数字化技术应用

数字化时代注重创新，当今社会对创新型人才的需求日益增加，数字化技术的应用会激发人才的创新思维。体医复合型人才更需要具备创新意识，能够结合数字化技术开展创新性的医学和体育研究，推动行业的数字化转型与发展。这种复合型人才不仅需要具备医学和体育方面的专业知识，还要具备运用数字化技术的能力，例如，利用大数据分析进行个性化运动处方设计、开发智能健康监测设备。这样的创新人才在数字化时代具有重要的价值，能够为医学和体育领域的发展注入新的活力，以推动社会健康和运动科学的发展。

四、人类命运共同体对体医复合型人才培养提出了新要求

人类命运共同体的概念源自中国提出的全球治理理念，强调各国和人类命运息息相关，需要共同应对全球性挑战。在这一背景下，人类命运共同体对体医复合型人才的培养提出了新的要求。体医复合型人才需要具备全球视野和国际交流合作的能力，以应对全球范围内的医学与体育挑战。他们不仅需要掌握先进的医学和体育知识，还需要了解不同文化背景下的健康观念和运动习惯，以便提供跨文化的医疗和运动方案。此外，他们还应具备国际合作与交流的技能，能够与全球范围内的专家、学者和机构合作开展医学和体育研究，共同促进人类健康与福祉的可持续发展。因此，人类命运共同体的愿景将促使体医复合型人才向着全球化、国际化的方向发展。

（一）跨文化交流与合作能力

人类命运共同体理念的提出彰显了在全球化背景下各国和各民族之间日益紧密的交流与合作关系。在这一理念指引下，体医复合型人才的培养不再仅仅局限于技术和知识的积累，更需要具备跨文化交流与合作的能力。这意味着，

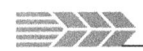

他们要尊重和理解不同文化背景所孕育的医学和体育传统，充分认识到多样文化中包涵的差异性和独特性，从而促进知识与智慧的互鉴和融合。

在全球卫生和运动领域中，跨国合作已经成为常态。体医复合型人才应当具备跨文化沟通的语言技能和交际能力，能够在多元文化的背景下与国际医学和体育界的专业人才建立合作关系。他们应该培养国际视野，了解不同国家在医学和体育领域的发展现状，以及相应的法律法规和文化习俗。此外，通过参与国际研讨、多边项目，他们能够与国际同行交流最新的研究成果，共同探讨全球性的健康问题和体育挑战。

通过跨文化的交流与合作，体医复合型人才可以在尊重和理解的基础上，注重文化差异对医疗实践和体育训练的影响，同时促进最佳实践的分享，共同推动全球医学和体育事业的发展。在互联互通的今天，跨文化交流与合作的双向互动不仅能够丰富体医复合型人才的专业知识与实践经验，而且为全球健康事业和体育事业的发展提供了更加广阔的前景和产生了更加深远的影响。

（二）全球视野与国际化思维

人类命运共同体要求体医复合型人才具备全球化视野和国际化思维，能够关注全球医学和体育领域的发展动态，积极参与国际学术交流与合作，不断吸收国际先进理念和技术，为中国的医学和体育事业注入新的活力。这意味着体医复合型人才不仅要具备扎实的医学和体育专业知识，还需要具备国际化的背景和视野，能够理解和应对不同文化和国家的医学和体育发展需求。他们需要参与国际会议、交流学术观点、开展跨国合作研究，以及吸收国际先进的科研成果和管理经验，不断提升自身的国际竞争力。

此外，他们还应该具备跨文化的沟通能力和团队合作精神，能够在国际化的工作环境中自如地开展合作与交流，推动中国的医学和体育事业与国际接轨。通过这样的国际化交流和合作，体医复合型人才可以促进全球医学和体育领域的发展，同时也能够为中国的医学和体育事业注入更多的国际化元素和活力。

（三）公益意识与社会责任

人类命运共同体强调全球公益和社会责任，体医复合型人才需要具备公益意识和社会责任感，能够关注全球医疗与体育健康事业的发展，积极参与公益

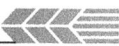

活动和社会服务，为全球医学和体育健康事业作出积极贡献。这意味着体医复合型人才需要将个人发展与公益事业结合起来，关注全球医学与体育领域中的公益需求，以回馈社会为己任。他们可以参与国际组织的志愿服务项目，为发展中国家提供医疗援助或体育健康指导。也可以积极参与国际公益活动，推动全球医学和体育健康水平的提升。

在国内，体医复合型人才也应该积极参与公益活动，如义诊、健康讲座、体育扶贫，为弱势群体提供医疗和运动帮助。通过这种方式，他们能够将专业知识和技能应用于社会实践，为促进全球医学与体育健康事业作出积极贡献，践行人类命运共同体理念。

（四）全球协同创新能力

人类命运共同体要求各国共同应对全球性挑战，体医复合型人才需要具备全球协同创新的能力，能够与国际上的医学和体育专业人才开展合作研究，共同推动医学和体育领域的创新发展。这意味着体医复合型人才需要具备跨文化交流与协作的能力，能够与来自不同国家和地区的医学和体育专业人才展开合作，并且能够有效地跨越语言和文化障碍，推动国际研究项目的顺利进行。

此外，体医复合型人才还需要关注全球医学和体育领域的前沿技术和理念，积极开展国际交流与合作，吸收国际最新的科研成果和方法，加速国际科研成果的转化和应用。通过国际合作，体医复合型人才可以有效应对医学和体育领域的全球性挑战，促进医学与体育领域的跨国协同创新，推动全球医学和体育健康事业的稳步发展。

第二节　体医复合型人才培养的未来愿景

一、培养目标的与时俱进

在未来的发展中，体医复合型人才培养模式的有效实施显得尤为重要，它关系着社会的健康和体医融合事业的长远发展。面对日新月异的科教变革和社会需求，培养目标的不断革新和完善成了确保体医复合型人才培养质量的关

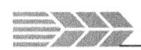

键性因素。在全球经济一体化、科技迅速发展、健康需求日益增长的大背景下，体医复合型人才的培养目标应该与时俱进，进行全方位的升级和创新。

（一）跨学科综合能力

跨学科综合能力的培养不仅仅是要求学生掌握医学理论知识与实践技能，还需融合体育学科的专业技能，比如运动康复和运动营养等相关知识。这种多元融合的学识结构使学生在未来的职业道路上不仅能在临床医疗、体育康复等领域开拓视野，还能在生物医药、健康管理等新兴交叉科学领域中大展拳脚。

（二）国际视野和全球意识

国际视野和全球意识的培育尤为紧迫。在全球化的浪潮中，体医复合型人才需要理解和把握国际医疗和体育领域的最新动态，这样才能在国际合作与竞争中站稳脚跟。这意味着，教育者需要引导学生们学习不同国家和地区的医疗体制、体育文化，开展国际交流项目，增强跨文化交流与合作的能力。

（三）创新精神和实践能力

创新精神和实践能力的培养是体医复合型人才竞争力的核心所在。不断更新的医学技术和体育科学要求学生们具备在实验室和实践场所中进行独立思考和解决问题的能力。这包括了解和掌握前沿的科研设备和技术手段，开展具有创新意义的科研项目，以及将理论知识转化为促进健康和治疗疾病的实际成果。

（四）社会责任和公益意识

社会责任和公益意识是体医复合型人才应具备的重要品质。在追求科学探索和个人事业发展的同时，他们更需要关注社会大众的健康福祉，投身公共卫生和健康发展活动，为改善人类生活质量作出贡献。

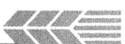

（五）教育创新和教学方法

教育创新和教学方法的更新是实现上述目标的重要保障。更新的教育观念和方法不仅要跟上时代的步伐，更要引领时代的潮流。这意味着教育体系要持续为体医复合型人才培养提供个性化、多元化、智能化的教学方案，从课程体系、教师队伍、实践平台到评价机制，每一个环节都需要精准对接未来发展方向。

二、培养模式的不断更新

随着社会的发展和变化，培养模式需要不断调整和更新，以适应新的社会需求和发展趋势。从师资力量、教材规划、教法创新、实操课开设、实训基地建设、实习基地建设、体育与医学部门协同等方面展开，可以有以下几点内容。

（一）师资力量的更新

随着体医复合型人才培养需求的增长，需要拥有跨学科背景的教师团队，其中包括医学专业和体育专业的教师，他们需要具备丰富的实践经验和跨学科教学能力，以更好地指导学生的学习和发展。这意味着教师需要跨越医学和体育领域的壁垒，能够理解和整合来自两个领域的知识和技能，以促进学生全面发展并具备跨学科素养。教师需要不断更新自己的专业知识，参与跨学科的教学研究，推动医学和体育专业之间的交流与合作，为培养体医复合型人才提供更好的教育资源和支持。

此外，教师还需要主动参与跨学科合作和实践项目，拓宽自己的专业视野，积极探索医学与体育的交叉点，在实际操作中帮助学生理解跨学科知识的应用。他们需要引导学生探索医学与体育领域的交叉点，推动学生参与跨学科的科研实践，培养学生的综合素养和跨学科思维能力。通过这样的教学实践和指导，教师可以更好地满足体医复合型人才的培养需求，推动医学与体育领域的交叉发展，为人类命运共同体的建设贡献积极力量。

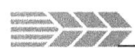

（二）教材规划的更新

针对体医复合型人才培养的特点，需要编写跨学科的教材和收集相关的教学资源，以满足学生综合学习的需求，这些教材应该融合医学知识和体育运动技能，帮助学生全面理解和应用所学知识。编写这样的教材是一项复杂且具有挑战性的任务，需要医学和体育专业的教师和教育专家共同合作，结合两个领域的最新研究和实践成果，编写出内容丰富、深入浅出的跨学科教材。

这些跨学科教材应该以实际案例分析、专业技能训练等方式将医学和体育知识相互融合，帮助学生理解和应用跨学科知识。同时，教材内容也应该结合医学和体育领域的最新发展，引入前沿科研成果和实践经验，让学生接触到最新的知识和技能，培养学生的跨学科思维和实践能力。

除了教材，还需要开发跨学科的教学资源，包括多媒体教学课件、案例分析、实践操作指导等，为学生提供丰富的学习资源和支持。这些教学资源应该能够激发学生的学习兴趣，提高学习的效率，帮助他们全面掌握医学与体育领域的知识和技能。

随着教学技术的不断发展，还可以利用虚拟实验室、在线学习平台等现代学习工具，为体医复合型人才提供多样化、灵活性的学习方式。这样的教育资源和支持将有助于满足体医复合型人才的学科需求，促进跨学科知识的综合应用与发展。

（三）教法创新

为了提高教学效果，需要不断创新教学方法和手段，如引入案例教学、项目驱动学习、跨学科合作等教学模式，以激发学生的学习兴趣和培养其综合能力。案例教学可以通过真实案例来引发学生的学习兴趣，让学生在实际问题中学习医学和体育相关知识，培养解决问题和分析问题的能力。项目驱动学习则可以让学生在实际项目中应用跨学科知识，培养学生的实践能力和团队合作精神，从而更好地理解和应用所学知识。

跨学科合作也是增强教学效果的重要方式，医学专业和体育专业的教师可以携手合作，共同设计跨学科课程和项目，让学生在跨学科的环境中学习和实践，促进医学和体育领域之间的交流和融合。此外，多种教学手段的结合也是

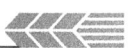

一种有效的途径，如结合在线教学资源、虚拟实验室、模拟患者训练等，为学生提供多样化的学习体验，让他们更加主动地参与学习，培养自主学习和终身学习的意识。

通过创新教学方法和手段，可以提升学生的跨学科素养和创新能力，为体医复合型人才的培养提供更全面、高效的支持。同时，也能够更好地满足日益增长的体医复合型人才的学习需求，为他们的未来发展奠定良好的学科基础和综合能力。

（四）实操课开设

应该增加实操课程的设置，让学生有更多的机会进行体育运动和医学实践，加强理论与实践的结合。实操课程可以为学生提供更多的实践机会，让他们在体育运动和医学实践中亲身体验，加深对相关知识的理解和掌握。通过实际操作，学生可以更直观地感受到医学知识在体育运动中的应用，同时也可以更好地理解体育运动对身体健康的影响。

实操课程的设置还可以促进学生的团队合作能力和领导能力的培养。在实际操作中，学生需要相互配合、协作完成任务，培养团队协作精神和沟通能力。同时，学生还可以通过实践活动担任不同的角色，从而提高领导能力和解决问题的能力。

通过理论与实践相结合的教学模式，学生可以更全面地掌握体育运动和医学实践的知识和技能，提高他们的综合能力和应用能力。同时，实操课程也可以培养学生的实践动手能力，为将来的职业发展打下良好的基础。

（五）实训基地和实习基地建设

建设符合体医复合型人才培养需求的实训基地和实习基地，为学生提供实际操作和实习的机会，提升学生的实践能力和综合素养。实训基地可以设立模拟医学诊疗室、康复护理室、运动科学实验室等专项科室，让学生在真实环境中进行医学实践和体育运动操作。同时，在实习基地，学生可以参与实际的医疗机构、体育俱乐部等机构的实习，亲身参与医疗服务和体育训练，深化对专业知识和职业实践的理解。

为了更好地满足体医复合型人才的培养需求，实训基地和实习基地的建设

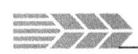

需要密切结合当地的医疗资源和体育资源，与相关机构合作，打造一个符合实际需求和专业标准的教学环境。同时，引入先进的实践设备和技术，如高科技仿真设备、运动生物力学分析系统，为学生提供更真实、更全面的实践体验。

通过在实训基地和实习基地的实践学习，学生可以将理论知识与实际操作相结合，培养实际动手能力、团队协作能力和解决问题的能力。同时，也可以帮助学生更好地理解和应用学科知识，为未来的职业发展做好充分的准备。这样的实践机会将有助于提升学生的综合素养，为他们成为体医复合型人才打下坚实的基础。

（六）体育与医学部门协同

加强体育与医学部门之间的合作与交流，共同制订培养计划、研究课程设置、实践教学安排等，实现资源共享和优势互补。体育与医学部门的合作可以通过建立联合教学团队，由双方的专业教师共同参与课程设计和教学实践，确保教学内容既具备医学专业的知识和技能，又融入体育专业的运动训练和运动科学知识。联合制订培养计划，根据学生的专业特点和发展需求，打破传统学科之间的壁垒，设置交叉学科课程，提供跨学科培养的机会，使学生在学习医学和体育知识的同时，获得全面综合的培养。

此外，体育与医学部门可以共同开展科研项目和实践活动，开展多学科的合作研究，探索运动与健康之间的关系，促进跨学科的学术交流和合作。同时，学校还可以借助跨学科的合作机会，建设跨学科实验室和科研中心，整合多方资源，打破学科界限，促进学术研究和成果转化。

通过体育与医学部门之间的合作与交流，学校可以利用各自的资源和优势，为学生提供更丰富的学习和实践机会，培养出更具综合素养和创新能力的体医复合型人才。同时，提高学校在相关领域的学术地位和影响力，推动学科交叉与融合发展。

三、评价体系的不断完善

当评价体医复合型人才培养的前景时，对培养体系的不断完善是至关重要的。在全球化、信息化、数字化及人类命运共同体的背景下，体医复合型人才的培养体系需要不断更新和完善，以适应社会发展的需求。以下是从知识水

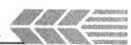

平、基本指标、综合能力、职业素养等方面展开的一些思考。

（一）知识水平的提升

随着医学和体育领域的不断发展，体医复合型人才需要具备跨学科的知识储备，需要不断更新医学和体育领域的最新知识，培养学生具备前沿的学科知识和技能。为了满足这一需求，学校可以通过加强跨学科教学和学科交叉研究来确保学生具备跨学科知识的储备。教学计划可以包括医学和体育科学等多学科的课程，鼓励学生从不同学科角度思考问题，培养跨学科综合素养。学校还可以鼓励学生参与跨学科的科研项目，促进跨学科合作和交流，培养学生跨学科合作和创新的能力。

此外，学校还应积极引进最新的医学和体育科学研究成果，搭建国际合作平台，促进国际学术交流，让学生能够第一时间了解并掌握最新的学科进展和技术成果。同时，学校可以通过组织学术讲座、行业研讨会等活动，邀请国内外知名学者和专家分享最新的研究成果和学科动态，为学生提供更开阔的学术视野和更多的学习机会。

通过以上举措，学校可以不断更新教学内容和方式，确保学生能够掌握医学和体育领域的最新知识和技能，培养具备前沿学科知识和跨学科能力的体医复合型人才，满足社会对高素质人才的需求，推动体医复合型人才的培养模式不断向前发展。

（二）基本指标的设定

针对体医复合型人才的培养目标，需要建立科学合理的基本指标体系，包括医学和体育领域的学科指标和综合素质指标，以评价学生的学习和发展情况。学科指标可以包括医学和体育专业的学科知识掌握程度、专业技能应用能力、科研能力等方面，以确保学生具备医学和体育领域的专业素养。同时，综合素质指标可以包括跨学科综合素养、科研创新能力、团队合作能力等方面，以评价学生综合能力的发展情况。

基于这一指标体系，学校可以设计多元化的评价方式，如考试、实验报告、学术论文、项目成果展示，以全面客观地评价学生的学习和发展状况。此外，学校还可以开展学生综合素质评价的跨学科考核评审，邀请行业专家和学

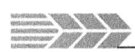

科权威人士进行评价，保障评价的科学性和客观性。

为了培养合格的体医复合型人才，学校应该建立健全的教学质量保障体系，不断完善评价方法和体系，持续提高教育教学质量，以培养出具备医学和体育领域专业素养、综合素质和创新能力的优秀人才为目标。

（三）综合能力的培养

体医复合型人才需要具备综合能力，包括跨学科思维能力、团队合作能力、创新能力等，培养学生具备全面发展的能力，以适应未来社会的需求。跨学科思维能力是指学生能够跨越学科界限，综合运用不同学科的知识和方法来解决问题，拓宽视野、提升创新能力。团队合作能力是指学生具备良好的团队协作精神和沟通能力，能够有效地与他人合作，协调资源，解决问题。创新能力是指学生具备独立思考能力、创造性思维和实践能力，能够应对未知挑战并提出新的解决方案。

为了培养出具备以上综合能力的体医复合型人才，学校可以设计具有跨学科特色的教学内容和项目任务，引导学生从不同学科视角去分析问题，寻求解决方案。此外，学校还可以组织开展以团队合作为主题的实践活动和项目任务，通过实际操作锻炼学生的团队合作能力。同时，学校应该鼓励学生开展创新性的科研项目和实践活动，引导学生勇于尝试、敢于创新，培养其创新能力和应变能力。

通过以上努力，学生将能够在学习和实践中逐渐形成跨学科思维、团队合作意识和创新能力，具备全面发展的能力，能够更好地适应未来社会的需求，成为体医复合型人才中的佼佼者。

（四）职业素养的培养

体医复合型人才需要具备良好的职业素养，包括医德医风、体育精神、责任意识等。医德医风是指医务人员应当遵循的职业道德规范，包括患者至上、诚实守信、敬业奉献等，而体育精神则强调团结协作、拼搏进取、公平竞争等。责任意识则要求相关人员有清晰的工作使命感和责任担当，对自身职业和社会责任有清醒的认识。

为培养学生成为德才兼备的专业人才，学校应当针对职业素养开展系统

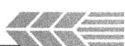

的培训和教育，包括开设医德医风和体育精神的课程，引导学生形成正确的职业价值观和职业操守。学校还可以组织学生参与各类志愿者服务活动和体育竞赛，培养他们的责任感和团队精神，同时激励他们在实践中树立正确的职业观念和行为准则。此外，学校还可以加强学生的职业伦理教育，引导他们在学习和实践中注重医学和体育领域职业操守的培养与实践。通过这些努力，学生将在专业知识和职业素养上得到全面提升，成为对社会负责、为健康中国的建设贡献力量的体医复合型专业人才。

参考文献

［1］赵中源. 新时代社会主要矛盾的本质属性与形态特征［J］. 政治学研究，2018（2）：55-65；126.

［2］张奶梅. 正确认识现阶段我国社会的主要矛盾［J］. 现代经济信息，2015（8）：410-411.

［3］张国锋. 论我国现阶段社会主要矛盾的新表现及化解对策［J］. 湖北成人教育学院学报，2009，15（6）：47-48.

［4］杨光，李哲，梁思雨. "体医融合" 的内在逻辑与时代价值［J］. 体育学刊，2021，28（6）：23-30.

［5］沈圳，胡孝乾，仇军. 健康中国战略下 "体医融合" 的关键影响因素：基于解释结构模型的分析［J］. 首都体育学院学报，2021，33（1）：31-39.

［6］李国敏，刘伟. "全民健身与全民健康" 体育强国工程的开展现状与对策［J］. 科技资讯，2020，18（12）：246；248.

［7］陈丛刊，陈宁. 新时代全民健身的内涵特征、战略定位与实践指向［J］. 天津体育学院学报，2022，37（6）：738-744.

［8］李娟，刘紫薇. 全民健身与全民健康深度融合的内涵、现实困境与多维路径研究［J］. 沈阳体育学院学报，2021，40（1）：49-54.

［9］邱希，杜振巍. "健康中国2030" 背景下全民健身与全民健康深度融合发展的基本态势及发展策略［J］. 武汉体育学院学报，2021，55（11）：41-49.

［10］刘国永. 实施全民健身战略，推进健康中国建设［J］. 体育科学，2016，36（12）：3-10.

［11］赵富学，程传银，才让卓玛，等. "体育援藏" 背景下安多藏区农牧区全民健身路径工程现状调查研究［J］. 武汉体育学院学报，2016，50（1）：9-14.

［12］谢恩杰，张建业. 对我国全民健身路径工程现状探析［J］. 体育文化导刊，2005（3）：46-47.

［13］戚白云，赵先卿．现阶段我国全民健身运动现状与对策研究［J］．淮北煤炭师范学院学报（自然科学版），2009，30（2）：65-69．

［14］李相如，展更豪，周林清，等．我国城市社区实施全民健身工程的现状与对策研究［J］．体育科学，2001（2）：28-33．

［15］彭国强，舒盛芳．中国体育发展走向的研究［J］．体育学刊，2016，23（2）：12．

［16］杨强．体育与相关产业融合发展的路径机制与重构模式研究［J］．体育科学，2015，35（7）：3．

［17］黄开斌．健康中国：国民健康研究［M］．北京：红旗出版社，2016：45．

［18］张剑威，汤卫东．"体医结合"协同发展的时代意蕴、地方实践与推进思路［J］．首都体育学院学报，2018，30（1）：73-77．

［19］栾开封．转变体育发展方式，树立新的体育发展观［J］．体育学刊，2012，19（4）：1-6．

［20］赵彤．我国体医结合健身模式现状与对策［D］．北京：北京体育大学，2014．

［21］吴亚婷，黄越．健康中国视域下"体医结合"发展的意蕴、实然与应然［J］．体育研究与教育，2019，4（34）：38-43；52．

［22］宣海德．我国城市社区体育中"体医结合"问题的研究［J］．军事体育学报，2007（1）：106．

［23］黄彩华．论"医体结合"公共健康服务模式［J］．福建论坛（人文社会科学版），2010（1）：25．

［24］赵仙丽，李之俊，吴志坤．构建城市社区"体医结合"体育公共服务的创新模式［J］．体育科研，2011（4）：58．

［25］李亮，黎东生，廖思兰．广东省"医体结合"健康服务模式构建初探［J］．中国卫生资源，2012（1）：45．

［26］廖远朋，王煜，胡毓诗，等．体医结合：建设"健康中国"的重要途径［J］．成都体育学院学报，2017（1）：5-7．

［27］谢正阳．全面建设小康社会目标中的苏南地区全民健身体系研究［D］．江苏：苏州大学，2010．

［28］张新，廖雪，周煜，等．中国"体育"概念词汇的历史源流考析［J］．上海体育学院学报，2022，46（5）：49-55；104．

［29］杨桦．体育的概念、特征及功能——新时代体育学基本理论元问题新探

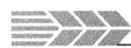

［J］.体育科学，2021，41（12）：3-9.

［30］于洪军，冯晓露，仇军."健康中国"建设视角下"体医融合"研究的进展［J］.首都体育学院学报，2020，32（6）：484-491.

［31］沈圳，胡孝乾，仇军.我国体医融合的研究进展、热点聚焦与未来展望［J］.体育学研究，2021，35（1）：9-19.

［32］马国栋，刘艳环，高博，等.体医融合：概念、融合路径及保障机制［J］.成都体育学院学报，2023，49（1）：97-103.

［33］中华人民共和国国务院新闻办公室.中国居民营养与慢性病状况报告（2020年）［R/OL］.［2020-12-24］.https://www.gov.cn/xinwen/2020-12-24/content_5572983.htm

［34］蔡建光，曹琳，周向华.健康中国战略引领下的体医深度融合：学理、价值与进路［J］.湖南科技大学学报（社会科学版），2022，25（2）：176-184.

［35］程秋雷，吴燕，黄岚，等.中国古代体医融合思想的生成逻辑、历史进程及当代价值意蕴［J］.体育研究与教育，2022，37（6）：93-96.

［36］华宏县，卢文云.健康中国视角下体医融合实践：进展与展望［J］.体育文化导刊，2022，245（11）：22-27；82.

［37］冯晓露，白莉莉，杨京钟，等."健康中国"视角下体医融合的内涵、特征与路径［J］.卫生经济研究，2022，39（7）：60-63.

［38］尤传豹，高亮.体医融合［J］.体育学研究，2021，35（1）：2.

［39］李璟圆，梁辰，高璨，等.体医融合的内涵与路径研究——以运动处方门诊为例［J］.体育科学，2019，39（7）：23-32.

［40］余清，秦学林.体医融合背景下运动康复中心发展困境及对策分析［J］.体育与科学，2018，39（6）：24-30.

［41］胡扬.从体医分离到体医融合——对全民健身与全民健康深度融合的思考［J］.体育科学，2018，38（7）：10-11.

［42］常凤，李国平.健康中国战略下体育与医疗共生关系的实然与应然［J］.体育科学，2019，39（6）：13-21.

［43］李贝贝，孟昭莉."体医结合"模式下慢性病人群运动干预路径研究［J］.体育科技文献通报，2020，28（11）：41-43.

［44］贾三刚，乔玉成.体医融合：操作层面的困境与出路［J］.体育学研究，2021，35（1）：29-35.

［45］戴红磊，苏光颖. 我国社区体医健康服务模式困境及发展路径［J］. 体育文化导刊，2020，213（3）：62-66.

［46］张阳，吴友良. 健康中国战略下体医融合的实践成效、困境与推进策略［J］. 中国体育科技，2022，58（1）：109-113.

［47］韩重阳. 健康中国战略下体医融合发展困境与推进路径［J］. 体育文化导刊，2021，229（7）：61-66.

［48］徐诗枧，闫静. 论全民健身与全民健康深度融合——基于"主动健康"视域［J］. 体育文化导刊，2023，248（2）：1-6.

［49］祝莉，王正珍，朱为模. 健康中国视域中的运动处方库构建［J］. 体育科学，2020，10（1）：4-15.

［50］李配瑶，王黎君. 中国人群重点慢性病疾病负担现状［J］. 包头医学院学报，2017，33（7）：138-141.

［51］傅兰英，杨晓林，凌文杰，等. "医体结合"复合型人才培养模式的可行性研究［J］. 北京体育大学学报，2011，34（1）：96-99.

［52］叶春明，于守娟，杨清杰. "体医结合"复合型人才培养模式及策略［J］. 体育文化导刊，2019，199（1）：7-10；53.

［53］杨继星，陈家起，高奎亭，等. 体育与医疗融合发展的政策研究：起始诉求及路径选择——基于习近平总书记关于融合发展重要论述的解构［J］. 武汉体育学院学报，2022，56（1）：45-53.

［54］刘和平，韩林涛. 新文科背景下融合型语言服务人才培养模式［J］. 外语教育研究前沿，2022，5（4）：27-33；91.

［55］徐喆，王怡杨，周会芳，等. 中西医结合发展人才为本——中西医结合专家谈人才培养［J］. 中国中西医结合杂志，2022，42（12）：1418-1423.

［56］刘懿. 新时代高校人才培养的战略内涵与实践路径［J］. 中国高等教育，2022（21）：38-39.

［57］习近平. 深入实施新时代人才强国战略 加快建设世界重要人才中心和创新高地［EB/OL］.［2021-12-15］. http:www.qstheory.cn/dukan/qs/2021-12-15c_1128161060.htm

［58］董泽芳. 高校人才培养模式的概念界定与要素解析［J］. 大学教育科学，2012（3）：30-36.

［59］顾福珍，李岩，于矗，等. 创新创业教育与应用型本科人才培养要素融

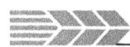

合性研究［J］.经济研究导刊，2018（35）：80-81.

［60］张敬全，张富林，赵秀元.新建本科院校人才培养的核心要素与实现途径［J］.运城学院学报，2014（5）：93.

［61］张颜梅.应用型本科创业教育与创新型人才培养模式研究［J］.中国高校科技，2016（3）：88.

［62］张奔.基于创新创业教育的应用型本科人才培养体系构建［J］.教育现代化，2017（9）：13.

［63］彭远菊，熊昌云，崔文锐，等.基于创新创业教育的应用型本科人才培养模式探索［J］.创新创业教育，2016（5）：86-87.

［64］教育部.关于印发《关于深化教学改革，培养适应21世纪需要的高质量人才的意见》等文件的通知［EB/OL］.［1998-04-10］.http://www.moe.gov.cn/srcsite/A08/s7056/199804/t19980410_162625.html

［65］马国军.构建创新人才培养模式的研究［J］.高等农业教育，2001（4）：19-21.

［66］刘青，陈维云，林小志，等.社区卫生服务中心设施设备配置现状分析与政策建议［J］.中国全科医学，2011，14（34）：3905-3907.

［67］Anderson E，Durstine JL. Physical activity，exercise，and chronic diseases：a brief review［J］. Sports Medicine and Health Science，2019，1（1）：3-10.

［68］严晓，刘霞.探析我国突发公共卫生危机治理的路向选择［J］.兰州学刊，2009（12）：95-99.

［69］刘海平，汪洪波."体医融合"促进全民健康的分析与思考［J］.首都体育学院学报，2019，31（5）：454-458.

［70］宋福杰."体医结合"背景下体育院校培养复合型人才策略分析［J］.当代体育科技，2019，9（14）：123-124.

［71］沈惠红.基于"体医结合"医学院校体育教学模式的改革研究［J］.冰雪体育创新研究，2020（8）：61-62.

［72］刘宝云.当下医德教育存在的问题及对策［J］.黔南民族医专学报，2011，24（4）：301-305.

［73］孙通，罗敦雄，陈洁星，等."体医融合"背景下医学院校体育教学改革的研究［J］.福建医科大学学报（社会科学版），2018，19（2）：55-58.

［74］尹航. "体医融合"背景下高等医学院校体育特色项目的构建［J］. 开封教育学院学报，2018，38（11）：75–77.

［75］张安骏. "体医融合"背景下的医学院校体育教学改革——以昆明医科大学为例［J］. 教育教学论坛，2021（33）：77–80.

［76］崔杰，朱艳艳，徐从体. "医体结合"复合型人才培养模式的可行性研究［J］. 赤峰学院学报（自然科学版），2019，35（12）：131–132.

［77］曾及恩，王开珍. 医体结合的复合型人才培养分析［J］. 青少年体育，2018（7）：29–30.

［78］朱正亮. 改革人才培养体制　培养拔尖创新人才［J］. 湖北教育（领导科学论坛），2010（5）：4–7.

［79］陈壮桂，李鸣，纪经智，等. 临床见习中学生临床思维能力培养的探讨［J］. 临床医学工程，2009，16（2）：60–61.

［80］陈凯. 高等医学院校学生科研素质培养模式研究［J］. 思想教育研究，2012（3）：66–68.

［81］熊竹友，黄鹤，熊韵波. 医学生临床实践能力培养的实践路径［J］. 中华全科医学，2011，9（6）：976–978.

［82］龚政，王剑敏，钟慧，等. 构建以书院制为平台的卓越医学人才培养模式与机制的研究和探索［J］. 中国高等医学教育，2013（8）：40–41；43.

［83］王凯. 高等医学院校体育课 "医体结合"教学模式［J］. 体育科学研究，2019，23（5）：89–92.

［84］李彦龙，陈德明，常凤，等. 体医融合模式：国内实践与国外经验双向考察［J］. 哈尔滨体育学院学报，2022，40（3）：34–41.

［85］任静林，李红娟. 1998—2018年我国居民慢性病患病率趋势与人群差异分析［J］. 卫生经济研究，2022，39（6）：30–33.

［86］徐洁. "体医融合"新机遇［J］. 中国医院院长，2018（10）：38–41.

［87］冯潇潇，宋建钧，郭建军，等. 武术为基石的肺康复对老年慢性阻塞性肺疾病病人疗效及依从性的研究［J］. 实用老年医学，2019，33（5）：437–440.

［88］龙佳怀，刘玉. 健康中国建设背景下全民科学健身的实然与应然［J］. 体育科学，2017，37（6）：91–97.

［89］隋梦芸，叶迎风，苏锦英，等. 国内外社区健康管理模式研究［J］. 医学与社会，2020，33（4）：51–55.

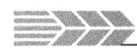
［90］姜胜辉.标准化治理：城市社区治理新模式［J］.中共天津市委党校学报，2019，21（5）：88-95.

［91］冯振伟，王先亮.基于共生理论的体育业与医疗服务业融合共生路径构建研究［J］.山东体育学院学报，2018，34（5）：1-7.

［92］国英男，张玉兰，房璐，等.我国运动康复专业人才培养模式存在的问题及对策研究［J］.课程教育研究，2018（15）：15-16.

［93］刘芷含.社会力量参与改进医疗保障与医疗服务递送的逻辑与机制——以大学生群体为例［J］.兰州学刊，2019（12）：187-197.

［94］张天尧，谢婷.公共卫生视角下健康社区治理模式探析：以新冠肺炎社区防疫为例［J］.现代城市研究，2020（10）：38-45.

［95］边防，吕斌.转型期中国城市多元参与式社区治理模式研究［J］.城市规划，2019，43（11）：81-89.

［96］冯振伟，韩磊磊.融合·互惠·共生：体育与医疗卫生共生机制及路径探寻［J］.体育科学，2019，39（1）：35-46.

［97］刘海平，汪洪波.“大健康”视域下中国城市社区“体医融合”健康促进服务体系的构建［J］.首都体育学院学报，2020，32（6）：492-498.

［98］王世强，吕万刚.“健康中国”背景下慢性病防治的体医融合服务模式探索［J］.中国慢性病预防与控制，2020，28（10）：792-797.

［99］马妮.健康中国理念下体医融合健康服务平台构建研究［J］.运城学院学报，2018（6）：76-78.

［100］李思娴，邓嵘.体医融合视角下慢性病移动医疗设计策略研究［J］.包装工程，2020，41（12）：202-206.

［101］乔玉成.中国公民体育意识调查报告（2018）［J］.武汉体育学院学报，2019，53（10）：19-27.

［102］王世强，李丹，盛祥梅，等.基于体医融合的社区健康促进模式构建研究［J］.中国全科医学，2020，23（12）：1529-1534.

［103］代方梅，李可乐.社区体医融合交互偶联机制及路径［J］.体育文化导刊，2021（5）：61-66；97.

［104］王一杰，王世强，李丹，等.我国体医融合的社区实践：典型模式、现实困境和发展路径［J］.中国全科医学，2021，24（18）：2260-2267.

［105］郇昌店，张伟.社会体育组织参与体育治理的效应与实现路径［J］.西安体育学院学报，2017，34（1）：9-13；47.

［106］国家卫生健康委员会.我国卫生健康事业发展统计公报出炉［J］.健康中国观察，2019（9）：32-33.

［107］丁省伟，范铜钢，储志东.健康中国理念下慢性病防治的体医深度融合路径［J］.体育成人教育学刊，2021，37（6）：1-6；107.

［108］孟俊鸟.“体医融合”复合型人才培养模式的构建［J］.延边教育学院学报，2020，34（4）：121-123.

［109］陈溢.从“体医结合”到“体医融合”的内涵、困境与路径研究［J］.四川体育科学，2021，40（1）：41-45.

［110］李彦龙，陈德明，聂应军，等.场域论视域下我国体医融合的实然困境与应然进路［J］.体育学研究，2021，35（1）：36-43.

［111］丁省伟，范铜钢.健康中国视域下“武医融合”健康促进体系框架构想［J］.湖北体育科技，2019，38（7）：578-582；619.

［112］马荣超，郭建军.体育健康服务业供给侧转型下“体医融合”路径研究［J］.三明学院学报，2017，34（6）：95-100.

［113］丁举岩，刘永青，刘献国.健康中国视角下“体医融合”的价值逻辑及模式创新研究［J］.当代体育科技，2022，12（3）：106-109；116.

［114］袁大晋.体医融合与健康促进协同发展路径研究［J］.当代体育科技，2021，11（9）：48-50.

［115］李际麟.健康中国背景下休闲体育与康养产业融合发展研究［J］.普洱学院学报，2021，37（6）：55-57.

［116］徐尊，陈帅.乡村振兴战略下开封市农村公共体育文化服务体系建设研究［J］.体育科技，2021，42（5）：23-24；27.

［117］梁美富，郭文霞.“健康中国”战略背景下体医结合的发展路径探讨——基于PEST分析［J］.河北体育学院学报，2018，32（3）：52-56.

［118］刘纯青，罗谞，易桂秀.产教融合背景下应用型人才培养教学模式研究与实践——以风景园林专业学位研究生培养为例［J］.职教论坛，2021，37（12）：67-72.

［119］陈维霞，韩志达，钱斌，等.基于协同育人的专业学位硕士创新实践能力培养研究［J］.广西社会科学，2016（10）：207-210.

［120］周信德，庄永达.“健康中国”战略背景下“体医融合”发展路径构建研究［J］.浙江体育科学，2020，42（3）：21-25；34.

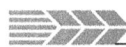

［121］杨继星，陈家起.体医融合的制约因素分析及路径构建［J］.体育文化导刊，2019（4）：18-23.

［122］王宏艳."双师型"教师资格考评体系构建研究——以畜牧兽医专业师资队伍建设为例［J］.河南农业，2017（15）：6-12.

［123］赵洪波，龙助国.危机与应对：后疫情时代我国体育产业融合发展路径研究［J］.辽宁体育科技，2021，43（1）：1-5.

［124］姜娜，李国平，邱志军，等.老年健康服务专业群课程体系的构建探究——以岳阳职业技术学院为例［J］.岳阳职业技术学院学报，2018，33（1）：1-5；109.

［125］李忠华.构建高职专业群人才培养模式的逻辑思考［J］.中国培训，2020（9）：16-17.

［126］曹著明，阎兵，宋改敏，等.专业群人才培养模式下"三教"改革研究［J］.职业教育研究，2020（8）：41-46.

［127］傅兰英，左绿化，林克明，等.高等医学院校复合型人才培养的探讨［J］.中国卫生事业管理，2010，27（2）：113-115.

［128］傅兰英，付强，柳佳，等.我国医学本科复合型人才培养模式研究［J］.中国高等医学教育，2011（5）：12-34.

［129］倪国新，邓晓琴，徐玥，等.体医融合的历史推进与发展路径研究［J］.北京体育大学学报，2020，43（12）：22-34.

［130］何妍.网球产业融入"体医结合"健康大产业发展研究［J］.广州体育学院学报，2020，40（3）：26-28.

［131］肖冰，周同，慕容嘉颖，等."体医融合"背景下体育保健与康复专业群建设研究［J］.职业教育研究，2022（3）：33-37.

［132］曹守和，赵玉梅."体育大国"与"体育强国"提出的由来与涵义的演进［J］.中国体育科技，2010，46（1）：15-18.

［133］陈俊吉，张永胜.人才的概念及其内涵和外延——体育人才研究之一［J］.体育科技文献通报，2009，17（4）：127-128.

［134］段尔煜."人才"定义辨析［J］.行政人事管理，1999（5）：41.

［135］甘自恒.论人才的特征——关于人才概念的探讨［J］.广西大学学报（哲学社会科学版），1982（2）：21-27.

［136］古恒宇，沈体雁.中国高学历人才的空间演化特征及驱动因素［J］.地理学报，2021，76（2）：326-340.

［137］国家教委直属高等工业学校教育研究协作组第二次高等工程教育理论讨论会——关于新时期人才观的讨论综述［J］.高等工程教育研究，1987（3）：82-86.

［138］侯建东，叶忠海.人才学研究述评［J］.武汉工程大学学报，2010，32（6）：6-10；39.

［139］胡德平，朱兰芳."东亚病夫"的污名化构建与体育的正名机制［J］.上海体育学院学报，2020，44（12）：80-89.

［140］黄津孚.人才是高素质的人——关于人才的概念［J］.中国人才，2001（11）：31.

［141］雷祯孝，蒲克.立当建立一门"人才学"［J］.人民教育，1979（7）：21-26.

［142］林春丽.论人才定义与人力资源开发［J］.人才开发，2002（12）：13-14.

［143］刘冰.如何界定人才统计标准［J］.辽宁广播电视大学学报，2006（1）：39-40.

［144］唐珏岚.新冠肺炎疫情给经济全球化带来哪些影响［N］.学习时报，2020-03-23.

［145］习近平.论坚持推动构建人类命运共同体［M］.北京：中央文献出版社，2018.

［146］陈永森，张埔华.以人类卫生健康共同体助推全球化进程［J］.国外社会科学，2021（1）：12-22；156.

［147］习近平.登高望远，牢牢把握世界经济正确方向——在二十国集团领导人峰会第一阶段会议上的发言［J］.中国产经，2018（12）：6-11.

「148］中国城市数字经济指数白皮书（2017）［J］.中国信息化，2017（5）：73.

［149］吴江.面向数字转型的人才发展新定义［J］.中国科技人才，2021（4）：3.

［150］吴画斌，许庆瑞，陈政融.数字经济背景下创新人才培养模式及对策研究［J］.科技管理研究，2019，39（8）：116-121.

［151］陈程.数字人才的发展现状与应对策略——基于德国和加拿大等6国的比较［J］.中国科技人才，2021（4）：25-35.

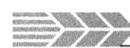
［152］贾力维，张晓敏.数字经济背景下高校复合型人才培养模式系统的研究
　　　　［J］.信息系统工程，2023（3）：158-160.

［153］李妍，张荣，李宁.数字经济背景下人才需求与职业技术人才培养方向
　　　　研究——以大连市装备制造产业为例［J］.商展经济，2022（11）：
　　　　103-105.

［154］丁洋，孙存一，沈丽，等.数字经济背景下应用型高校人才培养探讨
　　　　［J］.现代商贸工业，2021，42（29）：67.

［155］李静，李卓翰.人口老龄化背景下我国体医融合的发展困境与对策思考
　　　　［J］.辽宁师范大学学报（自然科学版），2022，45（3）：410-416.

［156］国家卫生计生委.健康中国2030热点问题专家谈［M］.北京：中国人口
　　　　出版社，2016.

［157］徐立武，任纪飞.健康老龄化背景下农村体医融合发展研究［J］.农业
　　　　经济，2021（4）：114-116.

［158］胡湛，彭希哲.对人口老龄化的再认识及政策思考［J］.中国特色社会
　　　　主义研究，2019（5）：60-67.

［159］黄晶，王世强，刘晴.日本体医融合健康促进的经验借鉴与启示［J］.
　　　　中国全科学，2021，24（18）：2268-2274.

［160］刘新华.日本体力监测系统的建立与实施［J］.体育科学，2005，25
　　　　（10）：47-52.

［161］张鑫华，王国祥.从"健康日本21"计划实施看日本社会国民健康的管
　　　　理与服务［J］.成都体育学院学报，2014，40（9）：19-23.

［162］陈多，李芬，王常颖，等.日本整合型医疗服务体系的构建及对我国的
　　　　启示［J］.卫生软科学，2019，33（10）：64-69.

［163］高野龙昭.图解介护保险［M］.东京：翔泳社，2012.

［164］田军，刘阳，周琨，等.陕西省科技人才评价指标体系与评价方法构建
　　　　［J］.科技管理研究，2022，42（4）：89-96.

［165］刘小飞.基于人才评价体系的高校人才培养模式分析［J］.商讯，
　　　　2022，266（4）：179-182.

［166］萧鸣政.当前人才评价实践中亟待解决的几个问题［J］.行政论坛，
　　　　2012，19（2）：1-6.

［167］辛涛，黄宁.高校复合型人才的评价框架与特点［J］.清华大学教育研
　　　　究，2008，103（3）：49-53.

［168］萧鸣政，陈新明.中国人才评价制度发展70年分析［J］.行政论坛，2019，26（4）：22-27.

［169］Porter R，张大庆.《剑桥医学史》序言［J］.医学与哲学，2001（9）：20-22.

［170］胡广芹，陆小左，于志峰，等.浅析中医健康状态的内涵［J］.西部医学，2012，24（9）：1826-1827.

［171］李姣莹，樊旭.《黄帝内经》之"终始"内涵及其与"平人"思想探讨［J］.辽宁中医药大学学报，2022，24（6）：146-149.

［172］林江，刘强，杨继峰.谈谈中医的健康观［J］.广西中医药，2011，34（1）：22-24.

［173］刘瑞营.《健康中国—国民健康研究》提出建设健康中国亟待创新思路模式［J］.中国科技产业，2016，326（8）：52-53.

［174］倪红梅，何裕民，吴艳萍，等.中西方健康概念演变史的探析及启示［J］.南京中医药大学学报（社会科学版），2014，15（2）：79-83.

［175］肖毅.全民健身运动对构建和谐社会的意义和作用［J］.闽江学院学报，2008，106（2）：137-140.

［176］余达淮，王世泰.习近平关于人民健康重要论述的内涵、实践价值与世界意义［J］.南京社会科学，2020，398（12）：1-8；18.